Learning ACT for GROUP Treatment:
An Acceptance and Commitment Therapy Skills
Training Manual for Therapists

接纳承诺疗法
团体治疗指南

一起ACT

[美] 达拉·韦斯特拉普（Darrah Westrup）　　著
M. 琼·赖特（M. Joann Wright）

张演善　译　　|　　祝卓宏　审校

中国轻工业出版社

图书在版编目（CIP）数据

接纳承诺疗法团体治疗指南：一起ACT／（美）达拉·韦斯特拉普（Darrah Westrup），（美）M. 琼·赖特（M. Joann Wright）著；张演善译. 一北京：中国轻工业出版社，2023.2（2025.2重印）

ISBN 978-7-5184-4136-5

Ⅰ. ①接… Ⅱ. ①达… ②M… ③张… Ⅲ. ①精神疗法－指南 Ⅳ. ①R493-62

中国版本图书馆CIP数据核字（2022）第169167号

责任编辑：朱胜寒　　　责任终审：张乃柬
策划编辑：戴　婕　　　责任校对：刘志颖　　　责任监印：吴维斌

出版发行：中国轻工业出版社（北京鲁谷东街5号，邮编：100040）
印　　刷：三河市鑫金马印装有限公司
经　　销：各地新华书店
版　　次：2025年2月第1版第2次印刷
开　　本：710×1000　1/16　印张：18
字　　数：157千字
书　　号：ISBN 978-7-5184-4136-5　　定价：72.00元
读者热线：010-65181109
发行电话：010-85119832　　010-85119912
网　　址：http://www.chlip.com.cn　http://www.wqedu.com
电子信箱：1012305542@qq.com
版权所有　侵权必究
如发现图书残缺请拨打读者热线联系调换
250010Y2C102ZYW

译者序

2020 年春，武汉解封，新型冠状病毒肺炎疫情稍见缓和，医院心理门诊正大力发展并推广团体心理治疗。我学习与实践接纳承诺疗法（acceptance and commitment therapy，ACT）已有数年，从事个体和家庭心理治疗，也曾接受过短程焦点团体治疗（focus brief group therapy）的系统培训，当时便突发奇想：能否开展 ACT 的团体治疗呢？查阅相关文献后，我发现国内的 ACT 团体治疗或辅导大都是"依葫芦画瓢"——将 ACT 的个体治疗模式复制到团体，缺乏系统的理论与技术指导。我在医院门诊"依葫芦画瓢"了一番，有一些效果，但也遇到了不少挑战，还存留了诸多疑惑。

于是我请教恩师祝卓宏教授，请他推荐一些相关书籍。祝老师答复"只有英文的"，并推荐了本书的英文原版。通过多方途径，我终于从海外购得，如获至宝。

起初，书上的隐喻和体验练习让我着迷。它们巧妙地解决了团体中有时"不知道要做什么"的难题，有效避免了由于过度的心理教育而将团体治疗变成理论讲学的情况，真正激发了组员们的兴趣，特别是青少年患者。

后来，通过反复地阅读研究和临床总结，我才真正体会到书中所述"隐喻和练习不是治疗本身"的含义。ACT 是基于过程的治疗。真正的治疗，往往发生在每一个当下。在团体中，随时都会出现"鲜活的例子"，生动展现了 ACT 的核心过程。治疗师要做的，是能够在团体中敏锐地捕捉并充分利用这些例子，帮助组员在生活中更好地觉察 ACT 的核心过程。

另外，ACT 团体还非常强调治疗师的示范作用。在团体中，有些时候治疗师会选择什么也不说、什么也不做，单纯地和组员们坐在一起，示范如何接触并活在当下，如何与出现的各种想法、感受和感觉和平共处，如何带着这些体验真正朝着自己的价值方向行动。正如祝老师曾说过的："想要来访者接纳，首先你自己要接纳。"

ACT 的目标是提升心理灵活性，而 ACT 团体的设置也同样灵活。作为一种原则导向的治疗，ACT 团体通过六大核心过程来实现目标，不依赖于特定的内容，也不需要特定的顺序或技术。除了经典的连续性封闭式团体以外，书中还介绍了各种不同类型的团体，如人数不定的开放式团体、短程团体、单次干预团体等。作为门诊的团体治疗师，我深知门诊患者比住院患者有更大的流动性和随机性：患者因工作、生活的缘故（特别是疫情防控常态化之下），往往无法做到每周都固定参加；因为需求量大且迫切，患者也等不及在一个连续性封闭式团体（通常要 2—3 个月）结束后再加入一个新的团体；更别提团体中不可避免的组员"脱落"现象（当然，在 ACT 团体中，我们并不强调这一说法）。ACT 团体设置的灵活性为应对这一切提供了全新的思路，化挑战为机遇。

2020 年 11 月，我有幸参加了在北京举办的国内首届 ACT 讲师培训班，发现班上有不少同道对 ACT 团体感兴趣，但也遇到各种挑战。记得在答疑期间，一位同道提问应该如何更好地开展 ACT 团体时，祝老师向大家介绍了我，邀请我分享经验和心得。那一刻，一种使命感油然而生。培训班结束后，我翻译本书的意愿越来越强烈。我请教了祝老师，得到了他的支持与鼓励，他表示愿意为本书进行审校，这更加坚定了我的决心。

虽然具备一定的英语能力，但翻译一本专著，对我而言无疑是一项前所未有的挑战。挑战的第一关，便是要联系出版社。特别感恩"万生心语"李昌志老师的引荐，我有幸认识了"万千心理"的戴婕老师。得益于戴老师的帮助，本书的版权、翻译、审校、编辑、出版等工作有条不紊地进行。特别是本书的补充练习部分，原本是网上的参考资料，并不包含在原版书中。但我们研究后发现此部分非常重要，只列出英文网站会给读者带来诸多不便，因此我们希望能一并翻译并加入书中。多亏戴老师与多方沟通并努力争取，该想法最终得以实现。

由衷感谢祝卓宏老师的帮助，特别是对本书的细致审校。祝老师不仅为我提供了学术上的指导，更给予了精神上的支持。

当然还要感激我的家人，感谢他们为我创造了一个温暖的港湾。翻译之初，我的儿子睿睿刚满周岁，感谢家人的理解与分担。因翻译工作导致我对睿睿的陪伴减少，我也对睿睿深表歉意。

有意思的是，本书的翻译过程，本身就充分地体现了 ACT 的核心过程。翻译之路，道阻且长。有无数次，各种怀疑甚至是放弃的想法与感受涌上心头。我所能做的，是全然接纳——带着所有这些想法和感受，充分接触书上的每一字、每一句、每一节、每一章，朝着将 ACT 发扬光大的价值方向，一步一个脚印地向前迈进。

虽然本书有无数让人动容的地方，但真正让我感触落泪的，是"致谢"中达拉博士（本书作者之一）与其 8 岁女儿克洛的对话：

克洛：妈妈，你在写什么？

达拉：我在写，感到难过了要怎么办。

克洛（权威地）：你告诉他们，有时我们是会难过的，但那是很正常的啊。

心理治疗，并非浓妆艳抹，而是返璞归真。

张演善

2022 年夏于深圳罗湖

前　言

我们发现，无论团体治疗的理论取向、目的、方法或设置如何，团体带领者——包括我们在内——都对团体的力量有着坚定的信念。如果你有机会带领或参加一个团体，我们敢打赌，你也会见证它的变革性力量。（当然你也可能经历团体治疗的潜在挑战——这一点稍后再谈。）一些强大的东西会在团体中发生。在这本书中，我们试图把**接纳承诺疗法**（acceptance and commitment therapy, ACT）作为团体治疗的一种手段，对这种力量加以利用和优化。

如果能阐明这种改变的机制，那么我们在团体治疗中的临床技能将会得到提高，这似乎是合乎逻辑的。如果我们知道自己所做的事情如何起作用，以及为什么起作用，那么理所当然地，这将在治疗中给我们带来有效的指引。此外，它还可以阻止我们做出可能与终极目标相违背的举动。

超过 30 年的应用研究表明，在一个治疗团体中，某些特定的行为过程可以被阐明。这些过程跨越治疗师、参与者和设置的差异，因为它们适用于人类行为的基本原则。更好的是，这些过程可以并且已经得到了广泛研究，为改变的机制提供了实质性支持。

本书是关于接纳承诺疗法——它源于对基本行为过程的研究，这些基本行为过程不仅是心理痛苦的核心，还决定了个体在生活中迎难而上的潜能。这是一种针对人类陷入困境的方式以及优化改变机制的途径的基础疗法。虽然不是唯一的方法，但它对于帮助来访者在生活中前进非常有效。

通过对该疗法的介绍以及在团体中的具体应用，我们的目标是让读者对如何在团体中进行 ACT 有更坚实的理解。我们相信，ACT 对团体治疗特别有效。事实上，正如达拉[1]所说，在团体中，ACT 就像"更有力的 ACT（ACT on steroids）"。也就是说，如果使用另一种疗法的团体带领者在阅读本书后，能以一种有用的方式阐明，自己在团体中做了什么从而提高了疗效，我们将感到非常高兴！

ACT 值得推广

在第一章中，我们将探讨关系框架理论（relational frame theory, RFT）以及专家们所研究的思维和语言的含义。结果表明，这个统一的心理模型，可以同时解释心理痛苦和心理灵活性。ACT 提供了一种方法，不仅是循证的，而且适用于广泛存在的问题。

因为 ACT 是从基础应用科学中衍生出来的，所以我们不仅知道 ACT 是有效的，还知道它为什么有效以及如何优化治疗。这是一件好事，尤其是当你正在培训或督导其他心理健康专业人员的时候。就督导来说，能够清楚地说明是什么使某一特定干预有效（或无效），以及可能有效的方向，将是非常有用的。

ACT 提供了统一的心理模型

使用有效的疗法进行工作的一个可能结果是，使用者可能会认为它是"对的（right）"方法，我们已经在 ACT 治疗师中发现了这种现象。这里有一个矛盾，正如我们将在第一章中讨论的那样，ACT 基于功能语境主义，而其中一个含义是，诸如对或错、更好或更坏，都只是衍生的概念。ACT 是非常实用主义的，专注于在特定的语境中，什么是可

---

[1] 指本书作者之一，达拉·韦斯特拉普（Darrah Westrup）。——译者注

行的。这当然包括在某种程度上对来访者有益的其他疗法。ACT 是可以帮助来访者的一种方法，而不是唯一方法。

基于语境意味着 ACT 在本质上并不反对其他疗法。事实上，我们认为很多疗法都包含了 ACT 所支持的原则。还需要指出的是，核心过程是 ACT 的重点，它存在于所有行为中，因此必然也包括其他形式的治疗中发生的事情。也就是说，ACT 的目标可能与某些形式的治疗——最明显的是那些旨在消除症状或矫正思维的治疗——努力想要实现的目标存在直接冲突。

如何使用本书

本书适用于不熟悉 ACT 模型的团体治疗师。我们也相信，那些熟悉 ACT 模型的治疗师也能从如何将该模型应用于团体的学习中受益。以下是一些建议。

1. 通读一遍。如果看到非常熟悉的主题，可以跳到下一节或下一章。

2. 查漏补缺。本书包含了很多方面的内容，从关系框架理论的学习到对 ACT 核心过程的理解，以及 ACT 在不同类型团体中的应用。

3. 融入团体。我们提供了许多示例场景，源自我们自己的团体经验和督导他人的经验。我们希望这些场景能让你对 ACT 团体中的对话有一个真实的认识。如果你是初次接触这个模型，你可能会发现一些惊喜。

4. 带着科学的好奇心去探索新事物。人们很容易对新方法不屑一顾，而想要扎根于自己熟悉的东西。看看你是否能敞开心扉、接收新的事物。

本书结构及附录

本书分为两个主要部分，第一部分是"为什么在团体中使用ACT？"第二部分是"ACT在团体中的应用"。在第一部分，第一章提供了ACT的基本介绍。我们讨论了该模型产生的哲学和理论基础，以及六种基本行为过程如何适用于该框架。在这本书中，我们强调理解指导ACT中每个步骤如何做（how）的原因（why）。因此，我们仔细描述了构成模型的原则如何直接应用于治疗工作。第二章和第三章扩展了这个讨论，探讨了ACT在团体中增加临床机会的方法。我们希望感兴趣的读者能开始看到ACT带来了什么。

第二部分从第四章开始，引导读者如何具体地在团体中应用ACT。第四章为开始一个ACT团体提供了框架。我们列出了ACT团体的主要目标和实现这些目标的常规策略。包括可能采用的各种干预措施，以及在这种设置中治疗计划（为设想的团体而制订）可能是什么样的。我们还研究了ACT模型的团体张力与挑战，因为这些在治疗初始就开始发挥作用。

在第五至第十章中，我们介绍了一个ACT的示例团体。每一章都聚焦于不同的核心过程，包括具体的目标、要涵盖的关键主题以及我们发现在团体设置中有效的练习和隐喻。这个示例团体是封闭式的，有明确的开始和结束日期。然而，我们也认识到这只是许多可能的临床场景中的一种。所以在第十一章中，我们探讨了在不同类型的团体中应用ACT时需要考虑的一些重要因素。

为了与我们强调的ACT核心过程保持一致，第二部分特意按照核心过程和技术来编排，而不是治疗的进程。这样就避免了治疗师根据治疗次数做出治疗的选择。

另外，我们还为你准备了福利！本书的附录部分包含了更多可供团体使用的补充练习，以及关于在团体中使用 ACT 的更多见解。此外，你可以下载相关资料，如"进一步提高你的 ACT 技能"，其中包含了大量资源，能帮助你对 ACT 有更多的了解并更好地打磨你的技能。我们邀请你使用这些有价值的补充资源。

为什么要写本书

我们在本书的开头就表明，ACT 对团体治疗做出了重大贡献，而且越来越多的数据支持我们的观点。ACT 团体如今在世界各地被用于应对各种各样的问题，如物质滥用、创伤后应激障碍、焦虑、抑郁、愤怒、戒烟和工作压力。它适用于儿童、危险青年[1]（at-risk youth）、成年人、老年人和残障人士。其中有几项将 ACT 作为团体干预方式的研究。研究结果充满希望：ACT 团体比其他流行的团体模式效果更好。[我们建议感兴趣的读者去语境行为科学协会（Association for Contextual Behavioral Science, ACBS）的网站查阅。]

写这本书的主要原因是，我们都直接体会到了 ACT 作为团体疗法的力量。我们相信，ACT 不仅可以在各种类型的团体中巧妙进行，还可以在团体环境中起到独特的协同疗愈的作用。

品味这些过程似乎很有趣。但是，当我们真正看到参加 ACT 团体可以改变一个人的生活时，文字也许并不能表达我们的敬畏。我们也很感激有机会将学到的知识传递给其他有志于 ACT 团体的人。我们承诺，将尽最大的努力，把这种引人入胜和充满力量的疗法发扬光大。

---

[1] 指那些比同龄人更易接近毒品、烟酒、犯罪等危险因素的青年。——译者注

目　录

第一部分　为什么在团体中使用 ACT？

第二部分　ACT 在团体中的应用

第一部分

为什么在团体中使用 ACT？

第一章

ACT 是什么

我们坚信，ACT 可以显著提高团体治疗的有效性，这一点将在第二章和第三章中进一步说明。本章旨在对 ACT 进行介绍。对于不熟悉 ACT 的人，本章将为你讲述 ACT 的历史、理论和实践的基础，并描述该模型最重要的假设和概念。（如果你已经熟悉 ACT 的理论基础、精神病理学模型以及它的六大核心过程，请跳过这一章，直接进入第二章。）

语境行为科学：反映现实生活的研究

在理解人类行为方面，科学研究和我们的日常生活之间存在着天然的鸿沟。我们作为"人类"已经有一段历史了——在找到改善命运的方法之前，我们当然不会只是干等着科学的解释。随着时间的推移，人类会开发出减轻痛苦的技术，其中一些方法将会持续，这是有道理的。例如，寻求和接受他人的帮助——在个体和团体心理治疗中都是一个重要方面——是人类最早发现的帮助自己的方法之一，并且实际上对我们的基本生存是必要的。时至今日，它仍然是幸福生活最重要的因素之一，被认为是心理和生理健康问题的缓解因素。同样，正念冥想和主动接纳的实践已经存在了很长一段时间，尤其是在世界的一些地方，直到今天仍在沿用。但最近，我们才开始充分认识到这些技术在医学与治疗场景、工作场所、教育系统和其他领域能为我们提供什么。

ACT，或者更具体地说，关系框架理论（RFT; Hayes, Strosahl, &

Wilson, 1999）的一个关键贡献是，它帮助我们理解为什么这些实践是有意义的。它缩小了简单经验和我们对实际过程的解读之间的差距。此外，它阐明并延伸了我们对人类的认识。我们开始明白人类是如何陷入困境的。我们还开始看到为什么某些减轻痛苦的办法是无效的，以及我们可能需要何种更可行的办法。

理解关系框架理论的一种视角是，它阐明了来访者在治疗和生活中表现出的不同方式。更具体地说，它阐明了我们的基本行为，这些行为在不同程度上帮助也阻碍了我们。学会认识到这些是非常有用的，它不仅能帮助我们理解困境，还让我们关注治疗并推动事物向前发展。因为ACT 是针对关系框架理论中强调的核心过程而设计的，所以我们相信，了解这些内容对每一位治疗师都会有帮助。

对想法的研究：关于语言

行为科学家花了一些时间来研究人类最基本的方面之一——想法。尽管来自不同理论取向的临床工作者和研究人员普遍认为，想法在我们的经验中扮演着重要角色，这种过程本身并不容易被测量。然而，我们已经了解到，这种隐蔽的现象也可以用基本的应用研究方法进行研究。在过去的 20 年里，该研究领域——现在被称为语境行为科学——持续发展，产生了一些关于人类真相的重要发现。

最重要的是，研究已经在很大程度上证明了语言能力发展在人类经验中扮演的角色。对想法的研究必然包括对语言习得的研究（人类需要语言才能产生想法），随着对语言发展的了解越来越多，科学家们开始发现一些似乎是人类独有的特殊能力。这些能力使我们能够创造一个语言层面的虚拟现实（我们头脑中的世界），对我们的生活产生很大的影响。其中一个原因是我们实际上没有意识到语言是一种行为，而想法是其结果。我们将这种产物（想法）当作"真相"，这可能是很成问题的。这种现象随处可见，当然在团体治疗和日常生活中也是如此。也许你曾因为反复做一些费劲的事而感到沮丧；也许你认识一个很棒的人，但她自己却没能看到这一点；也许你关心的人无法放下过去，即便这正在摧毁他的生活——正是语言解释和导致了这些现象。

关系框架理论：它是如何运作的

语言发展的一个关键因素是，能够根据除了单纯物理特征之外的其他方面来推断或联系事物。举个例子，让我们来比较一下狗和人类。与蹒跚学步的孩子一样，狗可以根据物理特征将针对特定物体的发声与物体本身联系起来。例如，狗可以习得，它喜欢追逐的又长又细的木制品叫"棍子"。当主人发号施令说"棍子！"狗就会四处奔跑、嗅地面，寻找具有这些物理特征的东西。

下面以一个孩子为例。一个蹒跚学步的孩子会以同样的方式习得如何联系事物。但与狗不同的是，他还将习得关于关系本身的东西。用上面的例子来说，就像狗一样，孩子记下了这个物体的物理特征，知道这根又长又细的木头就是人们所说的"棍子"。然而，他也逐渐学习到关系的意义：**等同**（same as）。这种能力将允许他基于相同的关系来关联各种其他对象。随着孩子不断长大，他最终将学会，例如一张纸上的潦草字迹（即书写）等同于口语中的"棍子"。他也有能力推断事物之间的另一种关系：如果这些字迹与口语中的"棍子"等同，那么也一定与实际的物体（即棍子本身）等同。在这里，人类的能力已经超越了狗。值得注意的是，孩子也可以被告知"像棍子一样"扔一根打结的绳子，然后让绳子像棍子一样发挥作用，尽管二者在物理上没有什么相似之处。

这种理解和推导事物之间关系的能力，使人类能够将任何事物联系起来，无论其物理特征如何——事实上，哪怕被联系的事物物理上并不存在。例如，孩子很可能会在某个过程中认识到，身体受伤会导致疼痛，因此应该避免受伤。因为有理解和推导关系的能力，他也会学习到

"危险"的概念与伤害自己的东西是等同的，所以"危险"自动地与导致身体疼痛的东西联系在一起，因此也应该被避免。家长可能会喊道："注意棍子——它很危险！"（棍子等同于危险），而这句话将迅速地与之前推导的所有关系联系起来。它将传达重要的意义，尽管物理意义上实际并不存在所谓的"危险"，而孩子也从未有过被棍子伤害的经历。多么神奇的效果啊！

然而，也正是这种从事物间推导出关系的能力，使我们产生自己是一个失败者的想法，然后将自己与这种想法联系起来，就好像失败确实存在于我们体内一样。这种联系的能力变得过于自动，以至于我们忽略了它的存在。我们无法意识到，自己正在积极地将自我与某个概念联系起来，然后与我们创造的东西联系起来，好像我们就是那个创造的产物。我们会认为自己是一个失败者，而不是自己把这些观点联系在一起，并产生了自己是一个失败者的想法。

我们现在开始看到，这种有用的语言能力也可能是痛苦的根源。为了进行进一步的探讨，我们可以考虑在学习语言时学到的另一种关系：**比较**（comparison）。例如，我们不仅学会了比较两个物体，辨别哪个"更大"，还习得了这种比较关系本身的意义。大于、小于、多于、少于、好于、差于——通过语言习得的过程，这些短语拥有了特定含义，尽管这些含义在物理世界中并不存在。孩子会习得评价性概念的意义，比如"最差"（而所谓的"最差"在物理意义上并不存在），因此在棒球队中被称为"最差的击球手"并不是一件好事。注意，这也包含了情绪的成分。也就是说，"最差的击球手"不仅仅是一个心理概念。关于差／最差的既往认识包含了一种主观体验（如羞耻感），这种体验也会随着"最差"和"击球手"之间的联系而转移。被称为"最差的击球手"会把先前的情绪反应——甚至可能是不愉快的身体感觉——带到当下。然而，在发展出语言之前，"你是最差的击球手"只会被理解为一堆音节。

通过这种方式，语言侵入了现在，甚至是未来。那些物理世界中不存在的东西，仍然存在于我们的心理世界里。它们影响了我们对物理世界的体验，也影响了我们的行为。告诉一只狗它是"最差的狗"，对狗来说没有任何意义，只要在主人扔出棍子的时候这样做能够得到奖励，它就会继续享受取回棍子的乐趣。然而，孩子可能会永远放弃棒球，无论实际环境中发生了什么。比如，他本可以继续打出很好的击球，但他却始终在沉思球队里最差的击球手意味着什么。事实上，正是因为不断地将事物联系在一起（"击球手"与棒球联系在一起，棒球与运动联系在一起，等等），被称为"最差的击球手"可能会导致他在余生中回避体育运动。他围绕对运动的看法建立了一个"关系网络"，此后这个网络一直伴随着他。

前面提到过，清楚地了解这些语言过程有助于阐明人类是如何陷入困境的，这在上述例子中可以看到。我们不断地推导事物之间的关系，而且我们无法阻止这个过程。结果是，所有我们经历过的想法像发报机那样不断运转。这很吸引人。它常常会吸引我们的全部注意。因此，我们不仅忽略了一个事实——我们是产生并理解这些想法的人，还失去了与真实环境的联系。我们与那些在认知发报机中运行的东西融合在一起，生活在语言的虚拟现实中，即使它会让我们付出沉重的代价。"我没有足够的自信去应聘那份工作"之类的想法完全是基于语言的（所谓的"自信"是不会从个体身上消失的）。尽管如此，它依然会超越我们的真实体验。例如，我们无法认清，即便感到不自信，我们依然可以去应聘一份工作；或者我们可以克服不自信带来的不适。这样一来，我们忽略了现实生活中发生的事，而以强化我们头脑中想法的方式行事。

在这里我们可以看到，对于人类来说，继续做那些实际上对他们来说有问题的事情是多么容易。本质来说，语言构建的虚拟现实成为了现实，超过了物理环境中可获得的信息。例如，致力于"正确"的组员，很可能会与随着时间推移而产生的语言规则融合在一起。他可能在某处把"错误"和"愚蠢"联系起来，而"愚蠢"和"不可接受"是等同的

（请注意，所谓"错误""愚蠢"和"不可接受"的东西实际上并不存在于物理世界中）。这一系列的联想也许只意味着他感觉到脆弱。无论如何，他建立并**坚信**那些由关系推导出来的规则，然后按规则行事。他把这些规则看得比周围发生的事情还重要，包括行为的实际后果。如果他的注意力不在规则上，他可能有机会从环境中学到，实际上犯错是可以被接受的；或者当允许自己犯错时，他的人际关系会得到改善。

在此我们探讨的是语言的基本原则，适用于所有人。就像一位陷入关系网络的来访者可能存在以下想法：我的创伤摧毁了我；没有人可以信任；我的生活完蛋了；在典型的一天中，我们也总是会产生各种各样的想法：我没有足够的动力去健身房；那家伙真是个浑蛋；我永远也完不成这些。注意，这种不可避免的现象并不局限于"消极"想法。"我总是信守承诺"就是上述语言功能的另一个例子——它往往在我们的生活中提供更可行的目标。

在结束对 RFT 的简要介绍之前，我们想指出语言角色的另一个含义。现在我们可以明白，为什么试图让来访者（或我们的朋友、家人甚至是我们自己）摆脱困难的想法和感受并没有那么奏效。因为关系的推衍已经发生（或正在发生），关系网络已经建立（或正在建立），我们并不能随意进入网络并随处清除令人痛苦的部分。添加新内容（如，一个更"积极"的观点）也不会以某种方式消除或覆盖已经存在的内容。如果你曾经试图让一个自卑的人以不同的方式看待自己，你便会陷入上述困境。另一个例子是，创伤后应激障碍的患者非常清楚试图消除记忆是多么徒劳。有多少次你以为自己"了结"了某件事，结果却发现（当正确的语境线索出现时）根本没有了结？因此，帮助来访者努力消除某些想法或记忆只是增加了现有的网络，其中包括下列想法：我永远也做不好；这证明了我是多么糟糕；现在我完蛋了；或者我再也不会变回正常了。

到目前为止，我们一直在探索语言在我们的生活中扮演的角色，包括这种能力带来的巨大的痛苦。迷失在想法中并以一种文字化的方式将自己与想法关联可能会带来问题，因此学习如何看到想法的真实面目——将想法"去文字化（deliteralize）"——是有帮助的。如果迷失在语言虚拟现实中的一个代价是无法意识到周围的物理环境以及行为如何发挥功能（即，我们做或不做某件事的实际或想象的后果分别是什么），那么学着接触当下和觉察实际发生了什么，或许能够帮助我们摆脱困境。既然我们有这种强大的能力来构建一个语言虚拟现实并让它一直伴随着我们，那么是否有可能创建一个语言联结来改善我们的生活呢？带着这些关于 ACT 的启发和问题，下面我们将转向对这种治疗方法的探索。

ACT 是什么？

1999 年，ACT 首次作为一种治疗方法被提出。然而，正如我们讨论过的，这是在对人类认知和语言习得进行了 20 多年的基础应用研究之后发生的。我们简要总结了一些关键发现和启示，但也有一些很好的资源提供了更深入的叙述。[如，见海斯（Hayes）、斯特罗萨尔（Strosahl）和威尔逊（Wilson）的开创性书目《接纳承诺疗法：正念改变之道》（*Acceptance and Commitment Therapy: The Process and Practice of Mindful Change*, 2011）]。现在，我们将要指出一些对干预有重要影响的 ACT 的哲学和理论基础。

语境主义与行为主义：ACT 的根基

在 ACT 中观察人类行为的方法根植于功能性语境主义（functional contextualism），这是一种科学哲学，认为一切都是在语境中存在和发生的。我们无法把任何事物从它发生的语境中分离出来，所以我们无法真正地得到"真相"，因为它总是会受到当前语境的影响。因此，功能性语境主义关注高度的实用主义："真相就是指有用的东西"（Hayes et al., 2011, p.33）。这个观点也是**激进行为主义**（radical behaviorism）的核心，这种心理学方法假设所有行为都有其功能。为了理解某个行为的功能，我们必须审视它发生的语境（发生之前和之后的情况）。

在 ACT 的实用主义治疗方法中，我们可以看到这些流派各自的影响。与其从某些行为或诊断本质上是坏的或不正常的（这种"真相"无法被证明）这种立场出发，不如把重点放在**有用性**（workability）上。我们应该问：这种行为在来访者的实际生活中有什么作用？一种行为是否"有用"取决于它的结果。下面举一个简单的例子来更好地说明这一关键区别。

试想一个"退缩"的人。在继续之前，留意一下当读到这句话的时候，你头脑里出现了什么。由于你已经建立了庞大的关系网络，这个想象中的人可能很快与"退缩"引发的各种想法联系起来。事实上，我们还不知道"退缩"对这个人意味着什么。为了理解这一点，我们需要查明，在特定的时间点，退缩对这个人有什么作用。可以设想两种场景：一种场景中，退缩是要付出代价的（如，一个男人在工作中的退缩行为让他失去了升职的机会）；而在另一种场景下，退缩似乎很有效（如，一个女人通过寻求安静和休息，从疾病中恢复过来）。请注意，在评估这两个场景时，你要考虑的是后果。也就是说，那个男人的退缩行为导致他没能升职，所以退缩对他来说似乎是无用的。但安静和休息通常被认为是积极结果（顺便，这也多亏了我们之前建立的关系），那个女人的退缩可能被认为是有用的。然而，再想象一下，假设我们知道这个男人对工作晋升没有兴趣，故意采取这种方式来确保自己留在目前的职位上。那么在这种情况下，他的行为是成功的，对他来说是有用的。同样，从疾病中恢复过来的女人可能会发现迫使自己独处导致了孤独和抑郁。或者想象一下，她的病情突然恶化到了危重的地步，但按照她之前的要求，甚至没有人来看望她或打电话了解她的情况！

这样我们就自然地参与到（正式来说被称为）**功能性评价**（functional assessment）的过程中。我们开始探查和发展一种关于行为语境的假设，具体来说，行为之前发生了什么，或者说先决条件（不想升职、生病和疲劳）；以及随后发生了什么，或者说结果。有用性是基于这种评价，而不是从本质上判定退缩行为是错的或不好的。

在这场关于 ACT 基础的技术性讨论中，可能不太明显的一点是，这种治疗拥有伟大的"心"。ACT 的治疗通常都非常富有慈悲心。来访者不会被认为不正常、生病或在某种程度上是崩溃的。他们所做的事情，即使在他们的生活中带来了很大的问题，也只是被看作无用的行为，而不是某种病态的证据。我们首先假设来访者是完整的，是可以被接纳的。原因主要有三：（1）我们无法凭经验判定"不正常""不足"等是"真的"（任何事物都受语境的影响，并且不能脱离语境）；（2）我们知道这些概念都是语言的产物；（3）当 ACT 模型的原则适用于所有人时，治疗师和来访者之间的关系就会变得平等，治疗也能够保持谦卑。如果了解到所有人都在不同程度上应对着这些事情，我们就会对人类的困境产生深刻的慈悲与尊重。

心理灵活性与 ACT 六大核心过程

那么我们使用 ACT 的实际是出于什么目的呢？正如海斯、斯特罗萨尔和威尔逊（2011）所描述的，我们的目标是**心理灵活性**（psychological flexibility）。"心理灵活性可以被定义为：作为一个有意识的人类个体，完全地、没有任何防御地与当下接触——体验它原本的样子，而不是语言描述的样子——为选择的价值而坚持或改变行为"（pp.96—97）。简而言之，我们的目标是利用从语言和认知中获得的信息帮助来访者摆脱困境，并使他们有活力地投入生活。

当我们在探索 ACT 的核心过程时，重要的是要理解这些能力是高度相关的。也就是说，它们反映了心理灵活性的特定方面，虽然有所不同，但并不是单独存在的。一个核心过程的能力反映并影响着另一个。同样重要的是，心理灵活性是一个连续谱，因此它所包含的每一个过程也都是一个连续谱。这些方面的优势定义了（高）心理灵活性，缺陷则代表了来访者受困的方式。接下来我们将详细介绍这六大核心过程。

接触当下

前面提到，语言出现之后，我们就会被拉进想法的世界，并与现实生活的重要方面失去联系。正如我们讨论过的，其中一种代价是失去了在现实（这是想法无法提供的）中体验和学习的机会。另一种代价是，虽然活在当下有时（甚至经常）会引发痛苦的想法和感受，但这里也有"好东西"。活力、快乐、真实的联系……这些都是我们受困于想法时错过的当下体验。这就是为什么 ACT 培养的核心能力之一是与当下接触。从 ACT 的角度来看，我们的目标并非把当下看作目的地或一种稳定的状态（即使这是可能的）。相反，在 ACT 中，我们的目标是培养一种能力，能够灵活地将注意力指向当下体验的各个方面。包括我们的呼吸、感受、行为、想法、我们看到的、我们感知到的，等等。

意愿 / 接纳

意愿（willingness），也称作**接纳**（acceptance），在 ACT 中被定义为一种不采取控制或改变策略（换句话说，试图逃避、改变或忽略任何特定时刻的想法、感受和身体感觉）而体验当下的能力。（在本书中，虽然也使用"接纳"这个术语，但在想要强调这一过程的主动性时，我们通常会使用"意愿"。）我们天生就会寻求身体的内稳态，与语言的关系也让我们清楚地知道什么可以、什么不可以。我们学会用好或坏来评价自己的想法和感受，然后在字面上认可这些评价（即之前提到的语言的虚拟现实）。例如，在某些时候，像每个人一样，你可能意识到不开心是不好的。我们出生的时候并没有这样的想法，一头牛下雨时站在草地上也不可能产生"这无法接受"的想法。然而，对于使用语言的生命体来说，这些"应该"和类似的规则是随着语言的习得而发展的。此后，我们会努力回避那些我们认为无法接受的体验。

从本质上说，不仅语言让我们失去了与现实的接触，我们建立的关系网络也让我们相信：（1）有一些内部经验是我们应该拥有的，而另一些是不应该拥有的；（2）我们需要摆脱不想要的体验。随后我们会努力试图控制或回避，这让我们失去了学习的机会。事实上，根据这些规则，我们无法成功消除痛苦的事实只会进一步证明，有些地方出错了，因此我们需要更努力地去尝试消除。

认知解离

由于直接源于我们对语言过程的理解，ACT 的一个关键目标就是帮助来访者学会将自己的想法去文字化。我们把这种能力称为**认知解离**（defusion）——看清想法本来的样子（即，行为的产物），而不是相信想法就是"事实"。因此，当来访者认为"我是一个失败者"时，我们希望帮助他从认为想法是真实的（与想法融合）转变为思考"我又产生了自己是一个失败者的想法"（从想法中解离）。这要求我们有能力去观察想法，而不是通过想法观察。

这代表着视角的深刻转变。与想法融合的一个更重要的后果是它对行为的限制。我们相信自己头脑里的规则，比如我太害羞以至于不敢在公共场合说话，或者我无法接受这种创伤，然后采取相应的行为。当我们学会把想法看作想法时，我们就能更清楚地意识到自己面临的行为选择。这有点像，我有某个想法……那又怎么样呢？如果想法不能代表事实，如果我们不必按照自己的想法去做，那会怎么样呢？

我们能开始看到这些过程是如何相互联系的。能够观察想法并从想法中解离，需要做到**接触当下**（get present）。同时，接触当下必然包括关注（观察想法，而不是通过想法观察）想法。接触当下为意愿奠定了基础，而意愿使我们能够活在当下。类似地，下一个核心过程不仅反映在上述过程中，还对其进行了进一步扩展。

观察性自我

这是 ACT 中的关键过程，但往往也是最难以理解和有效工作的过程。**观察性自我**（self-as-context）是我们想要培养的一种能力，但同时我们也考察了 ACT 中另外两种体验自我的方式：**概念化自我**（the conceptualized self）和**经验性自我**（self-as-process）。在研究这些时，我们将再次看到，虽然每种方式都指向自我体验的特定方面，但它们之间相互影响着（也影响着 ACT 的其他核心过程）。

概念化自我：在本章的前面，我们考察了语言的习得如何涉及一种关键能力，即基于等同或更多 / 更少的关系将事物联系在一起。我们还提到人类如何学会应用其他类型的关系（我们用关系框架这一术语来描述这种整体能力）。对关系框架的充分讨论本身就能构成一本书的内容，幸运的是已经有一些出色的书籍很好地完成了这方面的工作。［如，见《理解关系框架理论》（*Learning RFT*; Torneke, 2010）和《自我与视角选择》（*the Self and Perspective Taking*; McHugh & Stewart, 2012）。］现在，简单来说，当提到自己时，我们会使用某些类型的关系来建构自己的身份。例如，直到学会了语言我们才明白，"我"是一种不随时间变化的观察姿态。通过关系框架，我们开始根据物理特征和习得的标签（如，"我是莎拉""我是一个女孩"）来定义自己。拥有这种能力之后，我们还可以把评价和分类与自己联系起来（如，"我很聪明""我笨手笨脚的"）。最终，我们推导出了一个完整的身份——由这些描述、分类和评价组成的概念化自我。

拥有概念化自我本身并没有问题。事实上，这种能力是我们在世界中发挥作用的关键。想象一下，如果不知道自己的姓名、性别、职业、资质等信息，我们要如何去生活？然而，将自己与这些产物融合在一起、失去对过程的体验、把概念化自我当作真实，有时要付出巨大的代价。一位在被虐待、被忽视的环境中长大的来访者会建构一种身份，很可能包括诸如"我做错了什么""我不够好""我很可耻"之类的想法，然后认为这些就是真实的——仿佛他身上确实存在"可耻"之类的东西。反过来，这又影响了来访者如何体验自己和他人，以及他一生中做出的行为选择。另一个例子是，有些人可能过分在意"聪明"，以至于她无法容忍任何与之相反的经历（如，在尝试新的事物时失败了）。正如前面所讨论的，我们现在能够明白，为什么尽管其他人试图说服来访者，他们依然对自己有倔强的认知。也就是说，这种联系一旦建立起来，就难以脱离。然而，我们可以帮助来访者看到概念化自我（建构的身份），并以一种不那么死板的、更有用的方式与它们共存。

经验性自我：指的是在特定的时间点觉察到我们正在经历的想法、感受和感觉的能力。例如，觉察到自己心跳得厉害、手心冒汗，或者觉察到自己正在经历恐惧的情绪，脑子里在想"我必须离开这里"。接触当下和认知解离是与经验性自我同步的过程。我们需要觉察当下的体验，观察我们的想法并把它们拉出来，表达为我们的体验。

建立经验性自我的能力是 ACT 中的一个重要目标，我们可以通过明确的讨论、隐喻的使用和体验练习来提升这一能力。我们还会通过在治疗全程有意识地使用语言来促进它。也就是说，在治疗中，我们使用——也鼓励来访者使用——强调经验过程的词汇。"我有（am having）一个想法，可怕的事情将要发生""我正在经历（am experiencing）心跳过速""我又有（am having）那种恐惧的感觉"，所有这些都指向一种内在过程，即当下的现象。

观察性自我：在帮助来访者体验经验性自我的同时，我们也为他们体验观察性自我铺平了道路。这意味着，他们不仅要觉察到想法、感受和感觉的发生，还要意识到是谁在进行所有的觉察。来访者被引导去"觉察觉察者"——一种持续的、跨时间和经验而稳定存在的，并且比当时的想法、感受和感觉更稳定、更广阔的观察姿态。观察性自我是一种对观察姿态的觉察，它包含了上述内部经验，但又不完全等同。

在一些资料中，这也被描述为**超验自我**（transcendent self），这种自我体验确实具有一种超验的、甚至是无上的品质。认识到体验者（experiencer）与体验（experiences，即想法、感受和感觉）之间的区别，我们就不必与这些体验做斗争（在我们持续产生这些体验时）。观察性自我有一种永恒的、无边界的品质，能引发一种与整个世界和生命本身相联系的感觉。

尽管如此，ACT 的目标依然是实用主义的。我们希望帮助来访者通过这些不同的方式来体验自我，从而以一种更灵活、更有用、更有活力的方式来应对生活。我们强调，所有自我体验的方式都是行为过程——人们在任何时间点表现出不同层次的能力。

澄清价值

前面指出，从想法中解离可以带来一种"下一步是什么"的体验。也就是说，如果我们不受想法和感受的控制、不去纠正或摆脱它们，那我们会基于什么做出行为呢？我们会把价值作为一种引领——不是"应该"，而是"可以"。根据内在价值做出的选择是有深刻意义的。我们帮助来访者确定他们在乎什么，以及他们希望如何在世界上生存。通过这种方式，我们可以有意识地使用同样的语言过程（曾让来访者陷入困境的过程），帮助他们以想要的方式去生活。

例如，一位来访者一直因为自己是个"坏爸爸"而感到痛苦，这说明他对成为一个好爸爸应该具备的素质有一些概念。我们可以（通过语言和关系框架）帮助他阐明，他认为一个好爸爸应该是什么样子，并明确通向这一价值方向的具体行为。前面提到过，我们倾向于生活在一个语言虚拟现实中，而忽略了真实环境。例如，在与想象的或预期的行为后果相融合时，我们错过了对实际后果的学习。通过澄清价值，并在行为选择和价值之间建立清晰的联系，我们就能帮助来访者意识到，他们的行为是让自己更接近还是远离想要的生活方式。这反过来又帮助他们在做出价值导向的选择时获得内在奖励。

承诺行动

这是最容易解释但也最重要的过程。换句话说，如果所有针对核心过程的工作都不能帮助来访者健康满意地生活，那么它们就没有意义。实际上，在 ACT 中，我们希望来访者"行动起来（get moving with their feet）"。我们的观点是，无论一寸还是一尺，向价值前进就是在进步。目的是强化价值导向的行为，并不断扩展**开放**（open）、**专注**（centered）和**投入**（engaged）的行为模式。

在团体治疗中使用 ACT

那么，如何将这种复杂而相互联系的概念与过程引入团体治疗呢？在第二部分中，我们将带你了解如何在其中一种类型的团体中使用ACT，并将在第十一章讨论其他类型的 ACT 团体的临床意义。无论治疗过程中的具体策略是什么，重点都是进一步推进六大核心过程。这是一个关键点，因为我们很容易把 ACT 的内容——各种各样的练习、主题和隐喻——当作治疗本身。这是一个常见的错误。在 ACT 中，讨论主题、练习、隐喻和简单对话，都是激发和培养核心过程能力的方法。治疗是关于过程的，而不是这些内容。这意味着，只要持续推进核心过程，就会产生许多实践 ACT 的方式。

总之，我们会评估来访者与核心过程有关的能力，并确定这些在他们的生活中如何发挥作用。来访者的问题往往表现为某些困境：困在想法里，困在无用的行为里，困在缺乏活力和意义的生活里。ACT 旨在激发这些过程，并提供相应的方法，帮助来访者建立上述六种核心行为能力。

总　结

本章的目的是让读者对 ACT 有更多的了解——包括相关研究、理论基础和治疗的本质。然而，我们并没有采用"初学者的方法"。也就是说，一些应用教材会较少讨论 ACT 背后的理论，而更多关注如何使用它。（别担心，我们也会讲到这些。）让治疗尽可能通俗易懂是有好处的；事实上，ACT 在临床中的应用越来越广泛，很大程度上也归功于此。然而，我们也看到，当治疗师不理解使用 ACT 的原因时，实际治疗会更加困难，也更容易脱离治疗模型。

我们选择从 ACT 的基本原理切入，是希望你能在一开始就看到它们的重要性以及在治疗室中的表现方式。在第二部分对"如何使用 ACT"的介绍中，我们将采取一种实用的、贴近临床的方式，同时强调我们的工作是如何与上述原理相契合的。最后，我们希望你能够认识到这些原则、明确它们的功能，并让来访者在生活中向心理灵活性更高的方向发展。

第二章

ACT 在团体中的力量

在学习有效运用 ACT 的过程中，最大的挑战之一就是学习如何通过"ACT 视角"看待治疗：将观察和体验转化为模型中的核心过程。然而，在熟悉了这种方法后，你就会发现它非常简单。这些过程代表了人类行为的基本原理，跨越了诊断、症状和背景。这些过程的共同点为我们提供了一个随时可用的临床指南。随着对这些过程的理解，我们逐渐认识到它们如何在来访者的生活中、在团体治疗中以及在我们自己身上表现出来。我们还拥有统一的临床目标。也就是说，我们试图通过核心过程来培养组员的能力，从而进一步提高他们的心理灵活性。这使他们能够以一种更有效、更有活力的方式应对生活，尽管他们之间存在差异。在团体动力的语境下，本书能够提供独特的帮助。

让我们花点时间想象一个治疗团体。不用考虑类型，想到什么就是什么。组员可能拥有共同的困境（如哀伤、家庭暴力）、诊断（如创伤后应激障碍、抑郁症）或设置（如门诊中心、医院病房）。抛开这些因素，参与者会将他们的个人经历和生活方式带到团体中。这意味着某位组员可能会主导治疗的进行；而另一位组员可能拒绝承担任何风险。当事情变得情绪化的时候，一位组员可能会不合时宜地大笑；而另一位组员可能会与治疗师作对，一有机会就引发争论。一位组员可能自始至终都表现得冷漠，似乎对什么都不关心；而另一位可能会花费很大的努力试图取悦他人，等等。这些组员可能有一个共同之处，那就是有些做法在他们的生活中是无效的。他们的另一个共同点在于，这些无效的做法与他们应对生活经历的方式有关，就像发生在治疗室里的一样。

可以想象其中的某些人，他们带着某种临床诊断进入团体。我们知道他们都有着自己的过去，这些过去影响着他们对这个世界的体验和联系。认识到他们都处于心理灵活性连续谱上的某个位置，这将为我们提供一个共同的线索。尽管他们之间存在差异，但每个人都在核心过程上表现出不同的能力，包括接触并愿意体验当下、从想法中解离、体验观察性自我以及根据澄清的价值承诺行动。无论他们有何种病史或症状，无论他们正在寻找或面对的事物有何种差异，提高这些核心能力将使他们以一种更有效的方式应对自己的体验，并推动生活前进。

我们再来看看刚刚想象的团体。在治疗中占主导地位的组员可能与自己的想法高度融合、太过沉溺于自己的"故事"，以至于没有考虑到其他组员，或者忽略了自己的行为如何给团体带来负面影响。如果不能一直说话，他也许不愿意体验紧张或焦虑的感受。不愿参与的组员可能与"分享自己的隐私将意味着什么"的观念相融合，不愿意感受暴露带来的脆弱感。她可能认为，如果别人真正了解她，就会觉得她不可接受。换句话说，她牢牢地与一个概念化自我捆绑。在团体中不合时宜地大笑的组员可能不愿意体验强烈的情绪，并与"感觉不适是有问题的"的观念融合。

与治疗师争辩的组员可能与自己的想法融合了，并用语言规则指导自己的行为，尽管在人际中付出了代价（这也可能代表着非意愿和僵化于概念化自我）。或者说，也许好的体验给人好的感觉，但问题是组员们更多的是在追求这种体验，而不是围绕着发展良好的人际关系来践行价值。

让我们再来看看：冷漠的组员可能会陷入非意愿（用"事不关己"来回避）或认知融合（"这没有意义"）的困境中。他可能已经与那些给生活带来意义和活力的东西失去了联系（即，缺乏澄清的价值和承诺的行动）。努力取悦他人的组员可能会相信，自己的价值来自他人（即，认知融合、僵于概念化自我、不愿得罪他人或被拒绝的经历）。

我们可以扩展这个讨论，并想象这些行为方式在每位组员治疗之外的生活中出现。关键在于，尽管呈现方式截然不同，这些核心能力仍在发挥作用。因此，建立这些能力——提升心理灵活性——是有益的。无论过去的经历或生活的环境如何，以一种开放（意愿与认知解离）、专注（当下与观察性自我）和投入（价值与承诺行动）的态度去应对，就能让组员们的生活发生有意义的改变。

ACT 澄清治疗目标

你可能已经意识到，这些过程的共性本身是如何起作用的。也许和我们一样，你在团体治疗中也有过很多次完全不知所措的经历。通常在团体中，有很多要做的事情，有很多可能的发展方向。另外一些治疗中，似乎一整天都是不适、沉寂的氛围。这该怎么办呢？当我们想了解事物的功能、关注过程而不是内容时，我们会发现，ACT 的核心过程确实在起作用。识别这些过程可以帮助我们避免被动反应，并保持有意识的干预。更好地理解如何提高这些关键能力，我们就能帮助组员以更有效的方式应对团体和更广泛的生活。我们能够更好地避免陷入徒劳的事情，并将注意力集中在能够帮助组员进步的过程上。我们将在第三章探讨如何使 ACT 的这种好处最大化。

ACT 优化临床决策

根据刚才提出的观点，我们能够很自然地得出这个结论。也就是说，当你学会在特定情况下识别治疗中的过程时，就会产生如何有效进行的思路。例如，想象一下，一位组员刚刚表达了非常"消极"的观点（根据语境，我们也可以说它"代价很大"），认为自己是"有毒"

的。在这一刻，你可能会发现他与这个想法融合在一起。他相信这是真的——就好像他身体里确实存在"有毒"的东西。这一说法也表明他缺乏体验观察性自我的能力。这位组员似乎并不了解思考者与想法之间的区别，也不明白他自己比当时的想法和感受更重要。

类似的情况可能还有更多。举个例子，如果他不那么专注于自己的想法，而是更多地处在团体中，他可能会发现其他人对他的反应并不像觉得他是有毒的。（即使确实觉得他的行为很怪异，他们也不太可能因为中毒而倒下！）这有可能是因为回避；也许对他来说，与其冒着被拒绝的风险，不如继续认为自己是有毒的。

这其中似乎有很多可能的过程。但最重要的是，与治疗中形形色色的内容相比，背后的核心过程似乎总是相同的。此外，那位组员"有毒"的评价所揭示的相同过程，也会出现在其他组员的行为中。例如，在上述评价之后，一位组员可能会退出，表现出回避、认知融合并脱离当下（必须记住，这是个假设）。另一位组员可能会立即试图拯救她的同伴，不愿意体验当有人表达类似观点时自己产生的感受，并与"这样的想法必须被纠正"的观念相融合。当我们学会通过 ACT 的视角来看待这些行为时，就能发现那些可以被强调和探讨的共同过程，从而使每位组员受益。

重要的是，要记住这些能力是一个连续谱，因此，不仅有缺点，也有优点。例如，想象一下，在"有毒"的评价之后，另一位组员突然打断进程并开始叙述自己的生活事件（认知融合、脱离当下，也许还有回避）。然而，他很快把自己拉回来（接触当下、经验性自我、认知解离），然后向那位组员道歉并让他继续他所说的（澄清价值、承诺行动）。通过这种方式，学会识别治疗中出现的过程，也有助于指明并强化组员的积极行动。

ACT 提高临床连贯性与一致性

如果你做一个有趣的实验，记录一二次治疗过程，然后看看自己表达的信息是否一致。结果可能会出乎意料：这太难了！例如，你可能会发现，在某一时刻你鼓励来访者去体验他的感受，但在另一时刻你却努力使痛苦的感受消失；你可能发现来访者是有能力的，却暗示她需要你更专业的帮助；你可能解释了为什么想法实际上不会导致行为，却又期望来访者在明白你的观点后自动改变行为。根据我们的经验，在一个治疗团体中不经意地表达出矛盾的信息，背后的原因是很复杂的。不仅团体里会有更多的事情发生，作为治疗师，你对团体中的每个人还有着不同的反应。你需要处理自己"应该做的事"（由于那些推衍的关系），这使得你很难对所有团体成员保持一致的立场。例如，你可能会"保护"某位组员，同时又和另一位组员辩论。此外，你不仅要在个人层面工作，还要在团体层面工作。所以你可能一边真诚地帮助一位组员接触她的感受，一边努力地在团体中保持一致，以避免一些事情的发生。这些可能性是无穷无尽的。

团体中的所有人（包括你）都处于心理灵活性连续谱上的某个位置，这一事实为治疗提供了支柱。当你清楚那些能够提升心理灵活性的能力，你就能更好地提供支持。比如，你明白，为什么要让来访者理解想法是有功能的，而不是试图消除它们。反过来，这也提示了你可以如何应对所有的想法，无论它们的形式如何。这是来访者可以在治疗中畅所欲言的关键。同样，你明白，能够体验当下而不去防御或控制，是团体需要发展的一项技能，这也有助于你避免自己采用那些策略。

ACT 让团体的改变机制最大化

如果进行得好，ACT 就能增强团体治疗中固有的改变机制。随着对人类痛苦根源的理解的不断加深，该模型应运而生，它阐明了使人类陷入困境的过程，以及如何利用这些过程来减轻痛苦。这将直接转化为治疗的一部分。

ACT 优化治疗关系

治疗联盟在治疗效果方面的重要性已经得到了充分证明。治疗师的特质被证明可以加强治疗关系，这不仅在 ACT 中得到了支持，还促成了推进治疗的方法的发展。通过对当下保持慈悲、专注和全身心投入，治疗师提供了一个语境，邀请来访者也这样做。

ACT 治疗关系的一个基本面面前面已经提到过：治疗师和来访者都是人。他们也会在使用语言时表现出挣扎；他们也会经历各种各样的困境。在任何时候，治疗师也处于心理灵活性连续谱的某个位置，也有机会选择更接近或更远离自己的价值。

记住，ACT 是基于 RFT 和我们所学到的人类与语言的关系。把"成为专家"和"显得有能力"的语言规则当真，并盲目地遵循，这就是一种个体与语言规则的融合。在这种情况下，我们难以意识到自己的行为如何影响来访者和整个治疗。当这类想法、评价和倾向出现时（它们肯定会出现），ACT 治疗师要做的只是去觉察，而不是努力消除它们或对其言听计从（认知融合）。在这个过程中，治疗师接触当下并觉察正在发生的事情（这需要意愿、经验性自我和认知解离）。为了与治疗理念保持一致，治疗师也许会选择明确地表达自己在治疗中的体验，并为来访者树立榜样——这是澄清价值和承诺行动相结合的一个很好的例子。简而言之，治疗师积极且有意识地致力于：（1）保持自己的心理灵活；（2）建立一个心理灵活的治疗联盟；（3）发展来访者的心理灵活性。

　　对刚接触 ACT 的治疗师来说，以这种方式进行治疗可能会让他们感到震惊。然而他们会发现，自己影响来访者产生积极变化的能力得到了增强，而不是被认为"不靠谱"或在欺骗来访者。当治疗师坚持这种模式时，ACT 治疗中会出现一种真实的、无比慈悲的（通常也是幽默的）感受。我们只是人类，（意识到这一点）也是一种解脱。这还能揭示，当不再试图推开我们所拥有的，而是致力于自己想要的生活方式时，作为人类，我们可以有多么强大。

ACT 增强个体学习

　　当大家一起学习的时候，就能为每个人创造更多的学习机会。组员之间互相学习的方式，既包括彼此的反馈，也包括共同参与的学习过程。在 ACT 中尤其如此，因为治疗关注的核心过程对所有人来说都是通用的。每位组员在任何时刻都处于心理灵活性连续谱上的某个位置。因此，组员们并非必须与同伴的语言或困境相联系。但无论如何，团体中正在发生的过程不仅适用于每位组员的个人困境，还适用于治疗中任何时刻的经历。简而言之，治疗中的工作在任何时候都直接适用于每个人。因为这些核心过程是普遍存在的，所以会有相当多的例子能说明它们如何在我们的生活中出现。这是一个多好的学习机会啊！

　　虽然团体的设置为发展 ACT 的所有核心过程都提供了肥沃的土壤，但我们强调认知解离是一个尤其需要团体协助的过程。也就是说，帮助一些来访者从想法中解离可能是一个相当大的挑战。当一个人与思维高度融合时，我们很难帮助他意识到自己的融合。有时解离需要觉察到融合的发生。这可能说明了为什么当来访者陷入困境时，他们通常能从第三方的例子中学到更多。即便是高度的认知融合，组员也能在治疗师的帮助下认识到同伴是如何表现出融合的。当组员理解了"与想法融合"的真正含义，并看到它在别人身上的表现时，就能更好地在自己身上观察这一过程。

在团体治疗中还有另一种学习方式。我们可以把团体看作一个在心理灵活性连续谱上发展（或退化）的整体。团体是否朝着目标前进（认知解离、接纳、价值行动）？这个团体是否把大部分时间花在解决问题上，试图弄清为什么一位组员对他的妻子生气（认知融合、非意愿、概念化自我）？是否存在某些说不出口的事（回避／非意愿），让人产生不自然、不满意的感觉？治疗师可以指出在个体层面出现的许多临床时机，并针对这些过程进行工作，因为它们适用于整个团体。这就是为什么我们推荐在团体中使用 ACT。（团体中的）机会比比皆是！

ACT 推动社会支持

已经有很多文章提及了社会支持的益处，所以本书不再赘述。我们更想指出的是 ACT 在团体中优化社会支持的方法。首先，组员学会了更好地与同伴一起接触当下，这创造了共情的机会。治疗的一个重要方向是努力探索作为人类的意义，而不是试图解决问题或纠正某些诊断、症状等。正如前面已经详细讨论过的，ACT 的核心过程对所有人来说都是共通的，参与者很容易将自己与人类共有的困境联系起来。

其次，学会在团体中活在当下的同时，组员们也愿意去体验将要发生的事。当面临共同困境时，意愿能够让参与者体验自身的不适，进而体验彼此的痛苦。ACT 的核心能力也促进了团体参与。组员们学会了如何从关于"发言"的想法（"这么说会显得很愚蠢"；"我需要确切地知道该说些什么"）中解离出来。

最后，有证据表明，当生活中有人支持我们的努力时，我们实现个人目标的能力会提高（Dailey, Crook, Glowacki, Prenger, & Winslow, 2016）。匿名戒酒会（Alcoholics Anonymous）和类似团体的成功就是一个很好的例子，说明在团体设置中这是如何起作用的。在 ACT 中，来访者被引导着明确自己对不同生活领域的价值（观），以及在这些价值方向上的特定目标。特别是，当治疗师帮助澄清了团体的共同价值时——例如，想要学习如何改善生活——组员们就开始学着将这些举动视为价值行为的例子。当所有的组员都投入"遵循价值去生活"的努力中，他们将能支持彼此在生活中保持活力与健康。

ACT 促进慈悲

在关于社会支持的讨论中，我们提到了 ACT 可以促进共情。困难被描述为人类的困难，学会面对这样的困难，可以帮助组员对这种共同经历产生慈悲的感觉。当涉及自我慈悲（self-compassion）时，ACT 也有重要意义。许多人表现或报告说自己没有能力对自己产生慈悲，这很有趣，也很发人深省。事实上，许多来访者表示，他们能够对别人慈悲，却无法对自己慈悲。

ACT 的基本原理可能对这一问题有很大帮助。一方面，要求来访者必须以某种方式制造出自我慈悲的感觉，与 ACT 的模型是不相符的（更不必说根本是无效的）。同样地，为他们应得的慈悲提供"证据"——即他们值得慈悲的所有理由——也与模型相矛盾。在 ACT 中，我们希望改变想法和感受的功能，而不是改变形式。来访者已经建立了一个关于"自我慈悲"的关系网络，并停留在这里。然而，我们可以帮助来访者留意到，关于自我慈悲的想法传递了什么信息，并学会更轻松地对待它们。当我们停止追求慈悲的情绪体验，转而学会彻底的自我接纳（完全接纳自己，在这种情况下也包括接纳自我慈悲体验的缺失），自我慈悲的感受可能就会真正出现。

另一个关键的区别是：在 ACT 中，我们将情绪视为持续体验的一部分。我们不认为某些东西是好的而另一些是坏的，或者我们可以绝对地称心如意（如，获得幸福）。相反，感受来了又走，为我们的生活增添了丰富、深度、活力，当然，还有痛苦。所以，在 ACT 中，我们的目标不是自我慈悲，而是将自我慈悲作为一种态度，或者一种行动。我们可能会问来访者，"如果你对自己保持慈悲，将是什么样的？"即使内在体验是批判的或无价值的，善待自己，这是来访者力所能及的。

在团体治疗中，保持慈悲可能包括避免做出严厉的评价（语言上的，也就是说，批判性的想法和感受很可能会表现出来），并积极地倾听同伴。因为与自我有关，它可能涉及对自我评价的观察和解离，并为自我体验留出空间。

ACT 有助于应对问题

就像可以成为积极改变的强大载体一样，团体也可以使人陷入困境。组员的行为模式可能会抑制整个团体的发展，并可能助长与目标背道而驰的行为。即使是最好的意图，也可能导致有问题的团体动力。但透过 ACT 的视角，当"帮助"成为真正的障碍时，治疗师可以更好地意识到这一点。事实上，该模型不仅阐释了有问题的团体动力，还提供了一种能提升组员心理灵活性的处理方法。我们将在第三章中更详细地探讨 ACT 的这一重要特征。

ACT 促进建设性的反馈

让我们再来看看团体中可用的学习机制。团体最大的好处之一就是人际反馈。在第一章中，我们探讨了语言如何使我们生活在言语的虚拟现实中，而意识不到实际生活中发生了什么。例如，如果我们积极地追踪行为是如何发挥功能的，可能就会觉察到，自己并没有真正地倾听他人，因此缺乏真实的联系。或者我们可能会觉察到，尽管崩溃的感受似乎无法忍受，但实际上我们能够抱持这种体验。团体提供了一种语境，在这种语境中，组员们可以表达对彼此的感受，这是被允许、甚至是被鼓励的。这为参与者提供了宝贵的信息。从本质上说，组员之间会互相追踪彼此的行为在团体中的功能。团体也为行为的自然结果提供了充足的空间，因为有用的行为会被社会环境强化，而无用的行为在社会中是无效的。

ACT 的核心过程有助于加强这种潜在的学习机制。例如，在学习从想法中解离时，组员在思想传达的内容与自己的回应之间获得了重要的空间。治疗师推进并示范接触当下、意愿、认知解离、观察性自我、澄清价值和承诺行动——所有这些都使人际反馈富有成效。例如，与其评论说"你不尊重别人说的话"，组员可以学会说，"当你那样说的时候，我的想法是你不尊重我。我感到非常沮丧。"注意，不仅是该组员得到了重要的反馈，而且所有的核心过程都在团体中得到了很好的示范。

总　　结

在这一章中，我们探讨了 ACT 在团体治疗中的一些闪光点。然而，如果我们说 ACT 是唯一对团体有效的疗法，那就错了。我们的立场是，ACT 特别善于利用治疗中改变的机制。当人们怀着成长的愿望走到一起时，我们将最大限度地利用现有机会，阐明并聚焦于人类的独特经验——包括我们的痛苦与难以置信的能力。

第三章

使用 ACT 化挑战为机遇

如果你熟悉团体治疗的工作，那么你就会很清楚困难最主要的来源：总是有太多事情发生！每位组员都会把自己的经历带到团体中，然后每个人会产生相应的反应并做出回应，进而影响团体中的其他人以及整个治疗过程。当然，随着参与者数量的增加，复杂性也会增加，治疗的节奏也会开始跳跃。所有这些都极有可能使团体动力产生问题。一个好消息是，如何应对团体治疗的复杂性，正是 ACT 模型能够真正帮到治疗师的地方。就好像所有事情都在治疗室里出现，但靠近一点看，你会发现它们都连接在六个基本的点上，可以被集中起来赋予意义。无论治疗室里发生了什么，ACT 的核心过程都是适用的。在这一章中，我们将从过程的层面帮助治疗师筛选团体里发生的一切，并进行有效的干预。

一个相关的观点是，通过 ACT 视角来观察团体中发生的事情，有助于将治疗中的挑战转化为素材。即使是非常复杂的反应或破坏性的行为，也可以用来推进 ACT 关注的核心过程。只要我们记住，完成这些过程的能力是连续的，而且可以表现为不同程度的优势或不足，一切就都说得通了。简单地帮助团体在案例中认识到不足（如，选择回避而不是接纳），就能促进该领域的发展。

毫无疑问，ACT 有一个学习曲线。一旦治疗师发展出一定的能力，他们就会在治疗过程中感到更加"自由"。其中一个原因是，根据该模型工作可以让治疗师摆脱在其他治疗模式中遇到的束缚。例如，我们之前讨论过，ACT 治疗师面临的挑战之一是，学会让不适自然发展，而不是努力去纠正。这也会让人感到无比自由。当我们考虑到，试图帮助组员拥有不一样的想法、感受和感觉是无用的（可能正是这些策略让他们陷入困境），认识到纠正问题并非必需就显得非常重要。

ACT 让人感到自由的另一个原因是，模型也直接适用于治疗师。我们会发现，就像试图纠正组员的内在体验是无用和不必要的，试图纠正治疗师的任何体验也一样。我们欢迎治疗室里出现的一切。这意味着 ACT 治疗师可能会有自己的沮丧、反感和厌倦——所有这些体验很快就会被判断为"非治疗性的"。这些体验是与他人互动的一部分，（治疗师）不需要为了更有效地参与而使之消失。无论自己的想法与感受如何，我们都可以表现出慈悲、公正和尊重。通过接纳自己的体验，我们就可以自由地遵循自己的价值参与到治疗中。

在这一章中，我们将讨论如何通过 ACT 框架解决团体治疗中的主要困难。这些问题中有些更多与治疗师有关，有些表现在个体层面，有些则表现在团体层面。（这种分类方法仅仅是出于实用的目的，因为团体中发生的任何事情都是更大的语境的一部分。例如，涉及特定组员的问题是任意语境变化的结果，并反过来影响更大的语境。）我们只能简单涉及团体动力中可能遇到的挑战，但我们希望这些讨论能有助于说明 ACT 如何很好地应对挑战。

治疗师的挑战

在本节中，我们将讨论治疗师可能阻碍治疗的一些方式。我们预测，在解决这些问题的过程中，你会留意到一些共同点。例如，你会看到一个错误如何导致另一个，或者，回避是如何在治疗师带来的挑战中起作用的。在解决问题之后，你也会开始留意到，尽管这些困难表现为无数种方式，你依然可以通过 ACT 的核心过程来引导治疗。

内容与过程

　　这里我们会再次提及在过程而非内容层面进行工作的重要性（或者说，功能而非形式）。这是最基本但也最难掌握的临床指南之一。人们很容易被内容吸引。我们会直觉地去关注内容。然而，可以肯定地说，如果治疗师陷入困境，很可能是因为他被内容阻碍了——解决问题、纠正那些不可能被纠正的——或者偏离了正确的轨道。转向过程（或功能）能让我们继续前进。

　　巴　里：那接下来呢？

　　治疗师：什么？

　　巴　里：我们该怎么办？接下来要做些什么？

　　治疗师：你是说这次治疗？

　　巴　里：是的。我想，我明白你说的观察想法，而不仅是通过想法观察。所以……现在要怎么做？

　　治疗师：所以现在我们可以把想法看作想法，看作正在发生的事情。

　　巴　里：好吧……那我该怎么办？我不知道这需要我做什么。

　　治疗继续。现在让我们从过程的层面进行工作。

　　巴　里：那接下来呢？

　　治疗师：什么？

　　巴　里：我们该怎么办？接下来要做些什么？

　　治疗师：你是说这次治疗？

　　巴　里：是的。我想，我明白你说的观察想法，而不仅是通过想法观察。所以……现在要怎么做？

　　治疗师：（暂停，接触当下，放慢节奏）嗯。我能问一下，你现在有什么感受吗？

巴　里：现在？

治疗师：是的，你现在感觉怎么样？

巴　里：我不知道，我感到焦虑，我不知道接下来我们要做什么。

治疗师：是的（慢慢地）。所以，感到焦虑……有点紧张或担忧？

（巴里点头。）

治疗师：我想问，这是你在感到焦虑或紧张时会做的事情吗？

巴　里：什么意思？

治疗师：你感到紧张、焦虑……所以你通过提问题，试图把事情弄清楚。

巴　里：（想了想）我猜，是的……我不喜欢这种感受。哦，所以我在试图控制。

治疗师：（对大家说）我们来看看这是怎么回事。这是一个很好的例子，不是吗？我们感到焦虑或不安，我们的头脑忙于试图纠正它。（暂停，让这一刻安定下来）所以也许我们可以利用这个机会做点别的事情！让我们花点时间来觉察一下此刻发生了什么（暂停）。看看我们能否觉察并温柔地抱持此刻的体验。（然后治疗师保持安静，示范如何只是坐着并进行一二分钟的观察。）

　　虽然这也从内容层面解决了巴里的困扰，但治疗师坚持关注过程，并为后续工作创造了机会。

说教与体验

　　治疗师常犯的另一个错误是，在 ACT 中以说教的方式取代体验式学习。治疗师很容易陷入一种"讲述治疗"的模式，而不是把治疗带到治疗室中。让我们来看看一些促成因素。

规则的融合

治疗师在治疗过程中过度表达的原因之一，是与规则融合而没有专注于正在发生的事情。例如，治疗师可能认为必须按照治疗计划讨论所有材料，或者团体"必须"理解并接受某个特定想法。需要说明的是，这并不表明规则不好，而是过于死板地遵守规则可能导致高昂的代价。如果我们沉浸在"治疗中需要发生什么"的规则中，我们就不太能意识到实际发生了什么。如果一味追求想法，我们就会错过治疗中出现的核心过程。

在这里我们看到，治疗师能够掌控这些用以影响团体的核心过程，这非常重要。我们无法抹去头脑中的规则，无法阻止头脑去追寻它们，但我们可以看清它们本来的面目。这需要愿意接触当下，并且能够观察以及从想法（包括规则）中解离。然后，我们可以把对当下的觉察扩展到功能上。在上述情况中，我们可以评估，治疗师说教过多在治疗中有什么作用。因为当我们从规则中解离、规则对行为的影响变小时，我们就可以选择做其他的事情（即，我们可以接触当下、选择意愿、体验观察性自我，并选择符合我们价值的承诺行动）。

热情

热情也可能导致过度说教。治疗师对 ACT 和它能提供的东西感到兴奋、非常希望组员"掌握"并开始获益。结果，治疗师没有真正展开治疗，而是通过语言把"ACT 的故事"甩给组员，然后奇怪为什么他们的行为没有改变。我们注意到，得到回答和"帮助"他人能让人觉得满足，但在 ACT 中，这种期待可能与治疗背道而驰。治疗师可能很容易陷入"劝导"或"说服"模式，在一种"对 / 错"的动力中摇摆不定，结果导致心理灵活性降低。

此时，接触自己的体验并选择意愿将再次发挥作用。如果治疗师能做到不用力过猛，热情和渴望就可以给治疗带来活力。关键是觉察并抱持这种渴望和热情，以及它们引发的冲动和急躁。治疗师可以觉察自己的渴望，并且在那一刻什么也不做。记住，对与错的概念是基于语言的、习得的，这样治疗师可以更温和地抱持自己的想法——ACT 是"对"的。这使她能够在团体和治疗过程中更接触当下，然后以一种有助于组员前进的方式进行干预。

> **治疗师：**（突然停了下来）我是说，我只是想停下来，觉察一下此刻发生了什么（暂停，做几次不缓不慢的呼吸，此时组员们都在等待）。我想问现在发生了什么？你们在经历着什么？

（组员们面面相觑。）

> **治疗师：** 我意识到我说了很多话。好像我很想说服你们。（再次停顿，让自己接触当下）我观察到一些焦虑……一些对治疗如何进行的担忧，诸如此类……我能问一下你们感觉怎么样吗？

> **吉　娜：** 我觉得有点困惑。

> **加　里：** 我明白你的意思，但我不知道……我今天不是很喜欢这个。（其他人跟着点头。）

> **治疗师：** 是的。治疗室里肯定有些东西。你们留意到我做了什么吗？我忙着纠正它、无视它，或者别的什么。但总之，它在那儿！（大家都笑了。）

> **治疗师：** 让我们换个角度，做一个正念练习吧。让我们接触当下，以一种觉察而非纠正的方式。让我们观察自己如何选择了参与，即使我们有一些不想参与的想法和感受。

专家角色的僵化

现在我们转到治疗师过度重视自己作为心理健康专家这个角色的问题上。出现这种情况的部分原因我们已经提到过，比如与规则融合或回避不适。治疗师坚持扮演专家角色，不仅是 ACT 中一种常见的失误，而且它可能隐蔽而微妙（也可能没有）地使治疗师与治疗背道而驰。

在第八章中，我们将探讨观察性自我以及如何使用 ACT 来帮助组员发展更灵活的自我体验的方式。简而言之，我们的目标是帮助他们接触比构建的身份更大的自我，甚至比他们习得的对自己的所有分类和评价都要大。这使他们不必防御或反驳自我概念，也能帮助他们认识到，对生活的选择不必受到自我认知的限制。治疗师也一样，认识到自己扮演的各种角色都是语言构建的——在某些情况下有用，另一些情况下则不那么有用——他们也就不那么受限了。扮演专家角色的缺点之一是，在治疗过程中可能会加深组员与问题的联系。例如，组员可能认为自己是患者、认为自己生病了，需要由一个没有类似问题的人来治疗。这些自我概念违背了 ACT 的原则。即使是最善意的治疗师，也可能在以专家的身份工作时，在不经意间支持了上述观点。

此外，当涉及这个模型时，专家 / 患者的动力中存在一个固有的矛盾。ACT 假设治疗师和组员之间存在一个公平的环境（源自适用于所有人的基本行为准则）。因此，虽然治疗师确实可以给团体提供一些东西——熟悉一种可以帮助组员的技术——但他作为人类也面临着同样的挣扎。他可能是 ACT 方面的专家，但把专家作为一种身份，既不需要，也无益处。

正确 / 劝导

如果个体执着于成为专家，就很容易陷入"正确"的必要性。即使我们的意图是帮助团体，也会隐含这样的信息：治疗师的见解是最好的；组员是错误的和被误导的；团体没有以正确的方式存在。当治疗师与"我是专家"这一观念融合时，会更倾向于把自己的意愿推向团体，特别是在澄清价值的部分。另一个事实是，辩论、说服和劝导似乎都不太管用。

如果我们还记得语言的微妙性，我们就可以把这种对 / 错的观念看作学习的产物而不是"真理"。要把 ACT 视作一种"我们相信会对团体有帮助"的方法，而不是"应该"。当方法奏效时，我们可以观察自己对正确和无所不知的渴望（以及"不正确意味着什么"的想法）。

> **丹**：（双臂交叉，看上去和听起来都带有一些敌意）你说过使用控制的策略没有效果，但对我来说很多时候是有效的。
>
> **治疗师**：它们是怎么起作用的？
>
> **丹**：我一直在控制我的愤怒。相信我，你不会希望我停止这样的行为！
>
> **治疗师**：但是当你这样做的时候，愤怒真的会消失吗？
>
> **丹**：我能够掌控它。
>
> **治疗师**：但它还在。
>
> **丹**：（声音提高了一点）你是说我应该停止控制吗？就这么大肆宣泄、为所欲为？
>
> **治疗师**：你内心的感受和你的行为是有区别的。
>
> **丹**：我正在做的就是控制我的愤怒。
>
> **治疗师**：（突然停顿了一会儿）我停了下来，因为我留意到了这里正在发生的事情。（在讲述自己的经历时，她又停顿了一下，然后不慌不忙地继续说）我感到有点紧张，以及……感到一种压力。我注意到我们对"正确"的渴求……（对大家）你们也感受到了吗？（组员们点头。）是的（对丹），似乎想要说服你或之类的。[治疗师示范如何接触当下、愿意接纳发生的一切，包括自己脆弱的感受以及经验性自我。她吸引更多团体成员的参与以扩大示范，同时跳出了与丹的一对一冲突。]

（丹看起来有点措手不及，他沉默了。）

> **治疗师**：还有人观察到我和丹说话时自己的感受吗？你们感觉怎么样？[治疗师利用这个机会帮助组员建立经验性自我

和认知解离。同时，她也向团体表达，希望大家的示范
能帮助丹摆脱困境。]

吉　娜：我感到焦虑！（一些组员点头。）

玛　丽：我想结束——事实上，我反复看钟，看看还剩下多少
　　　　时间！

加　里：我真的很不耐烦，想着"进入下一个环节吧！"

治疗师：你们能觉察到这些真是太好了！不过，这没什么大不了
　　　　的，不是吗？所有这些都会自己跳出来。也许你们还有
　　　　一种感觉，丹和我很容易就能让这个局面继续下去，是
　　　　不是？（组员们点头。）我们可以继续，但对这里的任何
　　　　人都没什么好处。

在这个例子中，治疗师利用了 ACT 的所有核心过程。她以愿意接
纳的态度接触当下，觉察自己的各种想法、感受和感觉（经验性自我、
观察性自我），开放地承认它们的存在（意愿、认知解离、价值、承诺
行动），并利用它们来推进治疗。本质上，她利用房间里发生的一切，
希望从内容的层面告诉加里：虽然存在困难的想法和感受，但我们只需
觉察自己的内在体验，并选择有效的行为付诸实践。

回避

多年来，在 ACT 的督导和培训过程中，我们发现回避是很多临床
失误的核心问题。例如，我们提到过，过度表达是有问题的。通常，治
疗师会通过这种表达来应对房间里发生的一些让人不舒服的事情、一些
情绪上的沮丧，或者仅仅是应对沉默。我们观察到，许多治疗师之所以
说更多的话，是因为他们感觉与所说的内容产生了脱节，好像语言可以
让事情重回轨道。开玩笑、改变话题、忽视话题——治疗师在治疗中可
以用很多方式来回避。

当涉及专家角色的确立时，回避往往是罪魁祸首。具体来说，治疗师会努力减轻不确定、困惑、脆弱感以及"被发现是骗子"带来的不安。如果治疗师曾接受过培训，被告知治疗中的自我暴露或其他形式的"越界"行为是不恰当的，那么这种不安就会特别强烈。以一种更加平等、自然的方式与组员进行互动，会让治疗师感到非常奇怪，甚至是不安全。

因此，我们不妨尝试在 ACT 中付诸行动，并将自己在治疗室里的体验作为推进治疗的方式。没必要让这些体验消失。我们对舒适、智慧、宠辱不惊的渴望，都可以存在。关键是要承认它、接受它，然后做有用的工作（即，接触当下、意愿、从无用的规则中解离、体验观察性自我，并根据作为 ACT 治疗师的价值参与团体）。

缺乏吸引力

对团体治疗师来说，最痛苦的经历之一就是治疗过于单调。大多数治疗师都曾有过这些经历：治疗没有进展、什么都没有发生、组员不投入（感到无聊）。让我们从 ACT 的角度来看一些可能导致这些情况的原因。

过度努力

这与治疗中的说教、执着于"正确"以及与规则的融合有关。如果治疗师比团体里的其他人更努力，她可能是在试图纠正或弥补当下的事情（如，团体的不投入）。她可能会把注意力集中在如何从内容上使治疗变得"吸引人"，因而压缩了对经验的觉察及其给团体带来的活力。治疗师如果感觉自己在治疗中非常努力，可以把这当作停止的信号。试着接触当下，为已经发生的事留出空间。

不真实感

我们再次指出，坚持专家的角色、与规则融合以及回避，都会阻碍治疗师以一种真实的方式与团体互动。没有什么比真实的人际关系更有活力了——虽然它让人难以捉摸！许多治疗师害怕自己的错误被发现，觉得瑕疵会降低他们作为治疗师的可信度和价值。然而，正是这种人类的共性，能帮助组员前进、让组员从他人身上看到自己，并开放地学习。只有在真实的联系中，我们才能真正地接纳自己和他人。最后，伪装往往没有什么作用，因为在某种程度上，团体知道发生了什么。治疗师可能努力地希望团体能感知到什么，但团体感知到的只有"努力"本身。

内容甚于过程

我们在前文已经讨论了使用核心过程的重要性，此处不再赘述。这里我们想指出，内容是"存在于头脑中"的语言，而过程或体验式学习鲜活地存在于治疗室中。治疗有可能变成死气沉沉的信息交换，而不是行动和体验。让治疗充满活力的最简单的方式之一就是转向过程。有很多方法可以做到这一点，但最快速的方法之一就是转向自己的体验。

请想象这样一个场景：治疗师在治疗过程中一直滔滔不绝地说话，却没有得到团体的任何实际参与。

治疗师：（突然停下来，环顾四周）哇，我真无聊！

（组员们都惊呆了，突然集中注意。）

治疗师：我一直说个不停，但好像什么也没发生。你们有这种感觉吗？（一些组员迟疑地点了点头。）

治疗师：是的。越是感觉到这一点，我就越想努力地把它说出来。但我想那真的很无聊！（好奇地看着大家，有更多人点头了）

治疗师：（好奇地）你们都是怎么做的？（组员们看起来感到困惑。）对于我今天讲的这些，你们都体验到了什么？

丹：我不知道。我就是听不进去。

玛 丽：我没法集中精神。我昨晚没睡好。（其他组员点头。）

治疗师：你们留意到你们是怎么做的吗？无法是困惑还是不理解、

疲惫、注意力难以集中……当它们出现的时候，你们是怎么反应的？

玛　丽： 我有点心不在焉。

加　里： 我今天就不想来这儿。

治疗师： 哦，我也是，我不太感兴趣，所以走神了，只是坐在那里。（几位组员点头。）

治疗师： 请留意我们如何应对发生的一切，结果却不令人满意。至少对我来说不满意！（组员们再次点头，显然在此时更加专注和投入。）

治疗师： 我想邀请大家做点儿什么。做点儿不同的。让我们先承认此时此地的感受和想法，让我们为它留出空间（停顿一下，为组员留出时间）。然后，无论发生了什么，让自己参与进来。也就是说，在剩余的几分钟里，让我们带着疲惫、困惑甚至是无聊，完完全全地坐在这里。我们可以让这一切存在，坚持选择在此时此刻与彼此互动。你们明白我的意思吗？（组员们认同。）我们将以一个正念练习来结束，这样我们就可以把它付诸实践。

确保安全

正如你可能已经猜到的，回避是这一误区的核心问题。安全起见，你可能会在治疗中遵循脚本，以避免治疗中的不知所措或磕磕绊绊所带来的不安。这可能意味着因为不安而回避谈论治疗室里发生的事，也可能意味着反复使用相同的练习和隐喻，而不是尝试新的东西。以上只是治疗师为了确保安全而错过治疗潜力的部分形式。专家角色的僵化，以及与"有能力/失败"的规则的融合——这些会导致治疗师只是紧紧抓住他们知道的东西，而无法对新的机遇敞开怀抱。如果我们明白，要做一个自信、平稳、有能力的治疗师，更多只是一种自我要求（即，僵化于概念化自我），我们就可以选择采取更多有利于团体的行动。我们可以尝试一些新的练习，看看接下来会发生什么。

组员的挑战

在本节中，我们将讨论组员在团体中可能遇到的困难。虽然只会涉及几个例子，但我们将展示如何使用六大核心过程对房间里发生的事情进行有用的概念化。更重要的是，我们还将提出有效干预的方法。

讲故事

一位组员经常突然插入个人故事并使治疗偏离轨道，这种情况并不罕见。在这里，我们想讨论的是功能。也就是说，讲故事并没有什么不好！然而，如果它阻碍了有意义的工作，使人们远离或阻碍人们接触当下，就会带来问题。从 ACT 的视角来看，我们可以假设，一个过度讲故事的组员可能在接触和 / 或愿意接纳当下的方面有所不足。他可能过分地与想法融合，而没有追踪自己行为的后果（如，他让团体偏离了正轨、让他的同伴感到无聊或沮丧）。他可能会僵化于概念化自我和所有关于这个自我的故事（如，作为一名退伍军人）。这可能是因为他渴望与他人建立联结，并将这种分享作为建立联结的方式。无论如何，学习接触当下、认知解离、体验经验性自我与观察性自我，将有助于该组员与故事分离，更好地追踪自己的行为以及对团体的影响。

治疗师：（打断正在讲故事的巴里）巴里，你介意我打断你一会儿吗？

巴　里：哦，不。

治疗师：你现在的感觉是什么？（治疗师帮助巴里从对过去的想法中解离并接触当下。）

巴　里：呃……我不知道……

治疗师： 你能说说为什么想告诉大家这个故事吗？你想让大家知道什么？（这里引向接触当下、经验性自我以及对功能的思考。）

巴　里： 我不太确定……

治疗师： 好吧，我们暂停一下，看看能不能觉察到发生了什么（停下来，做几次深呼吸）。你有什么感受？（接触当下、意愿、认知解离、观察性自我和经验性自我）

巴　里： 我现在有点焦虑。

治疗师： 是的，好像如果你停止讲述并回到当下，焦虑就会出现。（经验性自我）

巴　里： 是的。现在我甚至不知道自己为什么要讲那个故事了……

治疗师： （对大家）我想知道你们能否分享一下巴里说话时你们的感受。（治疗师使用团体反馈技术，帮助巴里追踪他的行为在团体中的功能。）

丹　： （停顿片刻后）说实话，我很恼火。我是说，虽然我喜欢巴里和这里的一切，但他总是不停地讲他的故事，而且这故事有点老套。

治疗师： 丹，谢谢你冒这个险分享这些，但我更希望你们能直接和巴里谈谈。

玛　丽： （对巴里）我更想多听听你的情况。这些故事我都知道，但我好像不了解你。

诸如此类。在这里，治疗师的风格很重要。也就是说，治疗师通过语气和态度表达出慈悲和理解巴里的真诚愿望。治疗师直截了当地指出了房间里发生的事情，也谨慎地传达了以下信息：重要的是相互学习，并且帮助彼此成长。

成为受害者

这里所说的受害者，是指那些错误却坚定地认为自己无能的人。这种特殊的陈述意味着概念化自我的僵化（如，作为"受害者"），但这反过来也说明，经验性自我和观察性自我［二者都能释放**内容的自我**（self-as-content）］的工作可能会有用。检验这一观点的功能很重要。例如，无力感可能起到逃避个人责任和失败风险的作用。如果是这种情况，提升接纳意愿和认知解离的能力将会很有用。个体可以增强与自我价值的联系并从中获益，从而促进价值在生活中发挥更多的功能。

治疗师：吉娜，刚刚发生了什么？你好像在说话，然后突然停下了。（经验性自我、接触当下、指向功能。）

吉　娜：（不情愿地）这毫无意义。

治疗师：毫无意义？

吉　娜：我在这里说的每句话都会被误解。反正没人在乎我要说什么。

治疗师：这些想法真的让人很痛苦！当你产生这样的想法时，会出现什么感觉？（认知解离、经验性自我）

吉　娜：我没有任何感觉。再说，这有什么意义呢？

治疗师：所以你什么都感觉不到，然后你又会想：这有什么意义？（吉娜再次点头。）［治疗师没有陷入吉娜回答的内容（"我没有任何感觉"），而是坚持经验性自我，并将"没有任何感觉"描述为持续经验的一部分。］

治疗师：是啊，没有意义！它是怎么阻止你的呢？你会把"这毫无意义"的想法当真吗？（经验性自我、认知解离）

吉　娜：就是没有意义啊！

治疗师：（点头表示理解）我明白了。你又提了一次——没有意义。我要感谢你现在所做的一切。（认知解离）

吉　　娜：你想说什么？

治疗师：你分享了一些在这种情况下遇到的问题。非常痛苦、绝望的想法和感受。听起来就像，在这些时候，你相信了头脑里的想法，然后只想放弃。然而，此时此刻，你并没有让它阻止你。尽管你的头脑告诉你这没有意义，但你还是坚持与我们在一起并参与其中。这很棒。（经验性自我、认知解离、观察性自我，以及经典的正强化）

缺乏信任

组员难以信任他人，这种情况并不少见。这通常会阻碍团体参与，对其他组员而言也是明确或暗藏的挑战——他们和治疗师都需要以某种方式证明自己是值得信任的。

再次强调，ACT 的原理在这里很有用。我们可以看到认知融合与僵化的规则是如何起作用的，这可以帮助团体（和我们自己）从关于信任的无用观念中解离。虽然我们可以通过某种方式获取并保持（或失去）信任，但即便我们能够通过信任的考验，也无法“获得”它。信任是一个概念，实际上并不存在。我们体验到的信任感和不信任感，往往来了又走。然而，作为一种行为，信任是可以被选择的。在不知道未来会怎样的情况下（如，他人会如何回应）仍然愿意冒险去分享一些事情，这就是信任的例子，并且实际上不需要信任的感觉。

所以 ACT 治疗师不需要在内容层面工作。与其围绕着组员的不信任感去解决毫无价值的问题，不如看看这种行为——某位组员说自己不信任其他组员——在当下发挥了什么功能。例如，他在回避吗？设置这样的边界是为了远离不适感，还是让自己摆脱充分参与治疗的困境？他是否认为这种不信任感需要被消除，或至少被减轻，才能在团体中感觉是“好的”？

根据对功能的假设，我们能发现是什么在有效推动事情向前发展。

例如，我们可以利用这个机会来增强认知解离（观察到不信任），或者尽管感到不信任也愿意接纳，又或者可能采取有价值的行为。也就是说，尽管存在不信任的想法和感受，（我们可以探索）来访者能做出什么样的选择，让他更接近而不是远离价值？

"小治疗师"

有时，组员会扮演"小治疗师"的角色，去"帮助"治疗师，而不是简单地作为团体成员去参与。当一位组员认为自己掌握了一些东西（实际上并没有）的时候，这就会带来问题。如果从功能上考虑，她可能是想从这种"掌握"中获得满足感。缺乏与当下的接触和经验性自我，可能会阻碍她追踪自己的行为如何对团体产生影响。这可能是因为她确立了自己的身份——一个掌握答案的人，或者一个可以提供帮助的人。这意味着僵化于概念化自我，并与规则融合。她可能对这项工作感到非常兴奋，希望同伴也能从治疗中受益。帮助她接触当下并发现当下的体验（经验性自我）将有助于阐明行为的功能。探索她的行为是否真的有用，以及什么行为可能更符合她想为团体提供帮助的愿望，也能为治疗提供帮助。

拯救者／守护者

许多人的自我概念（如，作为守护者、作为"好人"）会带来僵化的规则：什么行为是可接受的、什么是不可接受的。例如，一位"好"的组员可能除了提供积极反馈之外，什么都做不了。看到别人的不适时自己也会不适，因此组员经常会努力尝试"拯救"，试图减轻自己的痛苦。就核心过程而言，这里涉及概念化自我的僵化、与规则融合、难以接触当下和缺乏意愿。

在团体中还有一种普遍现象，即某些组员可能倾向于照顾其他组员。我们将在下面的"合谋"一节进一步解决这个问题，并提供一个治疗示例。

团体层面的挑战

在本章前面的小节中，我们讨论了治疗师和组员在治疗过程中可能引发的问题。在本节中，我们将后退一步，在团体层面考虑团体的功能。

通常，我们可以通过在团体层面进行干预来实现更多目标。一方面，我们利用了塑造行为的社会因素。即使是一个有严重困扰的组员，当更大的团体指明了方向时，他也可以开始前进。当我们在团体层面上指出一些事情时，就可以绕开与个体进行工作时可能出现的障碍。只要反馈是中肯的，这种方式会让个体感觉不那么被针对，也更愿意学习。

回避

正如我们试图帮助组员认识到回避及可能的代价，指出团体层面的回避同样很有用。（我们保证，如果留心观察，你会经常发现这种现象！）

治疗师： 你们留意到刚才发生了什么吗？（组员们表现出好奇和不确定。）我们刚开始讨论一些令人痛苦的东西，话题就立即被转移了。

或者

治疗师： 我意识到，我们都忙于解决问题，试着"帮助"加里，而不是让他觉察对这件事情的感受。

团体层面的回避很可能在治疗中的一些特定时刻出现。在治疗早期，当组员还没有发展出愿意接纳的能力时，一定会出现这种回避。对团体而言，仅仅是接触当下的过程（以及所有的忧伤、悲痛、恐惧、后悔和自我厌恶）都让人觉得可怕。因此我们可以预料，作为一个整体，团体在最初是回避的。通过逐步帮助组员接触当下和学会愿意接纳发生的一切，我们可以应对这个问题。

回避可能出现的另一个时刻则不那么直观。此时团体往往已经发展出一些认知解离的能力，并开始掌握观察性自我。组员们会意识到，如果想法和感受不等同于他们自己、如果他们不受想法和感受的控制，那么这些想法和感受就不能再成为逃离生活的借口。唉！当组员们意识到原来自己在一场不必要的斗争中浪费了许多年，他们往往会深感悲痛。

这个过程可能会很棘手。重要的是，治疗师要对团体所处的困境表达出慈悲的态度，同时也要帮助组员们用一种有效的方式抱持恐惧或悲伤。也就是说，他们要对自己在生活中做出的选择负责，并且知道随之而来的恐惧和担忧是自然的，不需要去纠正。头脑中的想法可能会让他们回忆起那些浪费了的时光。但摆在他们面前的问题是：从此刻开始，你将做些什么？

被动

前面我们指出，治疗师如何在治疗中通过说教的方式使团体陷入被动。然而，组员也可能把这些方式带到治疗中，使之成为一个棘手的问题。即便不考虑所有回避参与的理由，参与本身就是很费力的。为什么不先停下来观察一下呢？

应对这个问题的一种方法是，表现得好像完全寄希望于团体的参与。例如，治疗师提出一个问题，然后怀着期望等待（团体的反应）。一直等到最后一刻。相信我们，最终有人会因为沉默而感到不适，并且说出来。然后我们可以继续进行，但在治疗过程中可能会根据需要重复同样的过程（提问，然后等待团体参与）。这从本质上塑造了团体的行为——回避参与和不适有关（或者说，回避参与并不如期望的那样"有用"）。这需要治疗师的接纳意愿——这对治疗师来说也是不适的。但我们想传达的信息很清晰——在团体中就是**在团体中**。

另一种应对团体被动的方法是直接面对它。

治疗师： 我留意到没有人回答我的问题。今天没有人真正地参与了。我感觉有点奇怪——好像大家有什么话没有说。（期待地看着团体）大家有什么想说的吗？（等待）

或者

治疗师： 我感觉哪里卡住了。我不知道怎么进行下去。（团体在沉默。）我可以继续尝试纠正这个过程，但我怀疑会重蹈覆辙。（团体在等待。）所以我觉得，我要做的就是坐在这里，去观察被卡住的感觉。（安静地坐着）

最后，ACT中的体验练习在这里会起作用。这些练习的本质能引发成员的积极参与，并且无论想法和感受如何，他们都可以进行体验式学习。当团体出现回避参与的情况时，我们就会进行体验练习。

"合谋"

组员们可能会相互支持、安慰、鼓舞和激励，还可能"串通"，一起陷入困境。在整个治疗过程中我们会发现这种情况，尤其是当有组员陷入挣扎的时候。他们可能会觉得，"支持"意味着结盟，即使支持的是那些已经被证明有问题的行为。及时指明这种情况将会非常有帮助。

治疗师： 好，让我们回顾一下上周发的价值工作表。丹，你愿意先说说吗？你在使用工作表的过程中感觉怎么样？

丹　： （看起来很不安）噢，我没有做。

治疗师： 啊。怎么啦？

丹　： 我不知道……我想过要去做……

治疗师：所以你在想……然后发生了什么？

丹　：（有点紧张）我不知道！我只是忘了！

玛　丽：我也忘了！

吉　娜：我也是。

加　里：我很忙，抽时间来这里已经够难的了。我没时间完成这些作业。

治疗师：看起来这项关于价值的作业带给我们很多信息！（团体在沉默。）"忘记了""没时间"……玛丽，我能问问刚才你怎么了吗？当我询问丹关于价值工作表的问题时，你有什么感受？

玛　丽：我真替他难过！

治疗师：我明白了。你替他感到难过……似乎他遇到了麻烦？

玛　丽：是的。我能看出来他因为没做作业而难过，但你一直在问他。

治疗师：这就是你说你也忘了的原因吗？

玛　丽：我想让他知道他不是一个人——想让你知道他不是一个人。

治疗师：我明白了，你想帮助他。（对其他组员）你们也是这样吗？（大家点头。）我是不是可以说，你们也在帮助你们自己？也就是说，当我和丹说话的时候，你们不想体验正在经历的事，所以你们试图停止我们的对话？（组员们想了想，点头。）

治疗师：（对团体）谢谢你们对丹的关心，有时候这种感觉确实非常难受。（停顿）同时，我希望你们停下来，思考一下你们对这个作业的看法。也就是说，你们认为完成那份价值工作表对丹有帮助吗？

玛　丽：（过了一会儿）嗯……可能吧。我是说，我猜你让我们这么做是有原因的。

治疗师：也许对他会有帮助，我不知道。只有一个办法能知道！我认为这一点很重要。也就是说，这对丹来说可能是有价值的。就像刚才一样，更多地了解是什么阻止了他——阻止了大家——去做我们承诺的可能有价值的事情。也许，在"帮助"他的过程中，你们实际上可能让丹——或许是让你们自己——卡住了。

总　结

我们用这一章探讨了治疗师在进行团体工作时可能遇到的一些问题，以及如何在ACT的框架下应对它们。在写这一章的时候，我们最大的挑战是不让这一章变成一本书！经验丰富的团体治疗师应该非常清楚，在每次治疗中，每位组员（包括我们自己）带到团体里的东西都是无限多的。我们在很久以前就学会，永远不要说"现在我已经知道了一切！"

在本章中，我们演示了如何在团体中使用ACT，为治疗师提供了一种对治疗中的一切进行概念化的有效方式，包括组员个体以及团体整体会出现的状况。该模型始终如一地指导着临床决策，能帮助治疗师避开一些团体中很容易出现的陷阱。它甚至可以帮助我们利用临床"失误"来推进治疗。我们发现，使用ACT可以最大限度地发挥团体的治疗力量，充分利用有效的方式，并改变无效方式的功能。如果进展顺利，它可以帮助困惑的人类与本性和解，并在最大限度内过好自己的生活。真是好东西啊！

第二部分

ACT 在团体中的应用

第四章

开始一个 ACT 团体

在这一章中，我们将为一个 ACT 团体设立框架，一起学习作为团体治疗师该如何计划和启动首次治疗。在接下来的 5 章中，我们将使用这个设想的团体，通过讨论、练习、示例对话和注释，演示如何帮助组员建立与 ACT 核心过程有关的能力。我们将从自己的直接经验出发，同时带你进入设想的治疗师的头脑，以说明在治疗过程中出现的一些临床考虑和选择的时机。

需要强调的是，这个示例团体仅代表众多可能情境中的一种。为了方便教学，我们假定这是一个封闭式团体，组员每周在医院门诊进行一次 90 分钟的会面，持续 12 周。我们使用这些标准，仅仅是作为一种塑造团体的方式——为接下来的材料创建一个语境。我们还可以进一步明确，比如，这些组员是由主治医生推荐来治疗抑郁症的，但区分不同类型的诊断对本节并没有必然的作用。基于人类行为的普遍原则，ACT 是跨诊断的——接下来我们提到的所有观点和策略都适用于更大范围的问题。正如你将看到的，本书的一个主旨就是，在 ACT 框架中工作能为治疗师提供手段，以有效应对组员的独特需求，无论他们呈现的问题、既往史或诊断是什么。但是，正如我们将在第十一章讨论的，其他特征的确会影响治疗方式，例如：治疗是长程还是短程的；团体是开放式还是封闭式的；每次治疗的时间是 1 小时还是更多。

本章将概述如何开始一个 ACT 团体。我们将从总体层面开始，包括一些基本的临床考虑，以及应用 ACT 作为治疗模型后会出现的挑战。

我们将提供一些指导，帮助你在一开始就打开通往心理灵活性的道路。然后，我们会讨论 ACT 团体的总体目标——希望看到组员发展的具体能力，以及希望他们在团体结束时达到的程度。我们还将介绍用以实现这些目标的临床工具，包括治疗过程中和治疗之外的。接着，我们将介绍治疗的基本方法，即如何引进和推动 ACT 的六大核心过程，使组员有机会熟练掌握它们。之后，我们将重点关注此类团体的治疗计划，并举例说明治疗师准备第一个 ACT 团体时需要的考虑和决策，包括讨论什么时候以及如何聚焦治疗中的问题。最后，我们将研究如何从"ACT 视角"看待获得知情同意和建立支持性环境等基本流程，以及它们在治疗中的实际情况。

在某种程度上，我们面临着一种两难境地，就像治疗师在开始一个 ACT 团体时会遇到的那样。具体来说，我们预计，在读者知道如何将所有内容结合在一起之前，本章阐述的一些观点可能不会起作用。我们相信，此处介绍的概念将在本书的后续部分中融合。为了更好地理解这种疗法，我们也希望读者能接纳阅读中可能出现的不确定。

ACT 模型的内在挑战

ACT 的本质导致在治疗开始时便会产生一种可预见的张力。这些张力无法通过制定规则来消除，也不能通过一些预先的心理教育来降低。相反，ACT 反传统和反直观的特征必须在团体语境中保持，让组员（甚至是治疗师）适应这种团体治疗的新方式。在本节中，我们将讨论这些张力，并就它们如何帮助团体向前发展给出一些指导。

ACT 的反传统

一直以来，心理治疗都关注如何治愈人，以及让他们变得"更好"。我们的工作是努力让人们心理健康（即，不"生病"或非"异常"），拥有正确的想法、正确的感受并以正确的方式感知自己和他人。当然，我们的意图不是批判。这个议题是语言的产物，因此可以说是全人类的议题。不难理解，我们的职业认同这种观点，即我们的目标是去纠正，或者以最好的方式帮助人们摆脱那些给他们带来痛苦的东西。

然而，ACT 的目标却截然不同。我们的工作是帮助来访者看到存在的问题，而不是与纠正的策略保持一致。我们帮助来访者认识到，他们是完整的、可被接纳的，他们有能力以自己想要的方式去生活。（与过去）不一样的历史、记忆，不一样的想法、感受和感觉，都不是我们需要的。

这听上去很好，但大多数来访者接受治疗时寻求的并非如此。他们想要感觉更好，并寻求治疗师的帮助来达到这一目的。从治疗开始的那一刻起，这就引发了一种内在的张力。

ACT 的反直观

除了上述的基本困境，我们在 ACT 中所学到的许多东西都与人类的本性背道而驰。例如，我们非常相信自己的想法。我们会很自然也很容易地通过想法观察（而不是观察想法），而没有意识到想法是一个过程，就像我们正在做的事情。因此，我们把头脑的产物当作现实，当作字面上的真理。伊默·菲利普斯（Emo Philips）的一句名言说明了一切："我曾认为大脑是我身体中最美妙的器官。随后我才意识到这是谁告诉我的。"在 ACT 中，我们追求一种不同的与头脑的关系——虽然需要一些时间来适应。

这就涉及治疗中其他反直观的方面。例如，情绪上的痛苦或不安，实际上是生活的一部分，不一定是"错误的"——我们的头脑不会告诉我们这些！让内心的不适感顺其自然，这是一种新奇的方法。故意陷入不适（出于对价值的考虑），并不是我们习惯做的事情。

简单地抱持自己的身份，这也是反直观的，但这是 ACT 的一个目标。我们希望帮助组员理解，他们的身份并不限于习得的分类和评价。这本身就是一个困难的概念，当组员因为各种原因而坚持（或否定）自己的身份时，这一点就更难了。

ACT 可能会与组员的知识、期待和愿望背道而驰，以上只是其中的一些方面。因此，开始这段旅程需要一个信念的飞跃。组员需要学习如何将模型应用到生活中，以及这个模型能给他们带来什么。事实上，要认识到 ACT 的益处，需要特定的技能，而这也是我们希望在治疗中开发的。下面将讨论如何帮助团体实现这种信念的飞跃。

从模型内部找到应对挑战的出路

矛盾的是，那些为 ACT 带来挑战的原则，也可以有效地用来应对挑战。也就是说，通过坚持治疗模型，治疗师以一种确实有助于组员进步的方式来应对团体张力。以下是我们发现的一些特别有用的指导。

记住这种张力并不是必须解决的。 作为 ACT 治疗师，我们有机会在治疗开始的那一刻就付诸行动。在使用这个模型时，我们要怀有以下信念：它将帮助组员摆脱困境，投入重要而有意义的生活。我们清楚自己计划走的路，以及为什么要走这条路。组员并不具备这些知识，因此不确定、困惑和矛盾的反应都是可以理解的。这种情况不需要被纠正或解决，观察和抱持就足够了。

治疗师：这种疗法的一个有趣之处在于，它提倡的生活方式看起来可能与众不同，甚至完全是陌生的。根据我的经验，你们可能需要一段时间才能理解。我们需要把一些东西整合在一起。在那之前，我们很可能会经历各种各样的事情：困惑、不确定……甚至沮丧。所以，第一个挑战，也是我们的任务，就是在沿着这条路走下去的时候，为所有事物留出空间。它们是经验的自然组成部分，不需要为了我们的前进而消失。

这里，治疗师将团体在治疗过程中可能经历的事情正常化。通过指出如何有效地抱持这些体验，治疗师已经开始在模型中工作。

以透明性为目标。我们反复强调了治疗师的透明性这个概念。透明性指的是治疗师在团体中以活在当下和开放的态度面对所有体验，并以此向组员示范自己希望他们掌握的技能。在 ACT 团体的开始阶段，治疗师的透明性有助于建立一种与 ACT 理念一致的团体氛围。这也让治疗师能够承认团体中出现的张力，而不是关注让组员"卡住"的原因。

治疗师： 我观察到了自己现在的感觉。一方面，我对这个团体感到兴奋。很高兴能和你们一起开始 ACT，我迫不及待想要向前推进。另一方面，我担心你们会怎么想、会不会喜欢它——我是指所有的内容。我观察到一种想要弥补这一切的冲动，一种想要尽全力说服你们"它很棒"的冲动……但我认为，更重要的是让所有这些都留在房间里。无论你们在何处遇到这些，无论我在何处遇到这些，都没有关系。我们不需要产生任何不一样的感受或想法。当我们遇到这些时，我们可以选择让它们继续存在。

为新事物创造空间。不可否认，在与 ACT 模型相反的文化背景中推动团体前进需要一些技巧。我们需要以慈悲和理解的方式对待组员，从而为新事物的学习创造空间，同时，我们还要指明治疗的方向。在第一章中，我们谈到了治疗师表现的重要性。只要我们记住，治疗师和组员处于同样的挣扎——普遍的人类挣扎，就能对他们的经历保持谦卑和尊重。通过用对他人的要求来要求自己（付诸行动），我们为组员做出了示范。接下来的章节中将提供许多此类示例。

不循规蹈矩。请记住，有时什么都不做可能是最有效的干预。虽然提高组员的心理灵活性需要时间，但我们可以选择不局限于只关注治疗过程，而是真正地为来访者敞开大门。例如，在最初的治疗中，你可能会在团体中看到许多想法和规则的融合，以及许多旨在回避或减少不适的策略。事实上，我们敢打赌你也会在自己身上看到这些！这是一个临床的机遇。如果能在这些过程出现时识别出它们，你就能以一种促进治疗的方式做出回应。

> **玛　丽**：我对这个团体感到担心，我以前参加过团体治疗，感觉不适合我。（对治疗师）我怎么知道这会有什么不同呢？
>
> **治疗师**：（共情地点头，温柔地微笑）是啊！（坐着）

当然，治疗师可以用多种方式回应玛丽的评论。然而，如果只关注ACT 的过程，我们就会被引导去做我们可能不想做的事情。我们可以假设，玛丽与想法融合，并且存在经验性回避——她似乎在向治疗师寻求一种方法以摆脱目前的遭遇。治疗师没有循规蹈矩——试图回答玛丽的问题或以其他方式缓解她的担忧，而是示范了如何接纳。这传达了一个无声但有力的信息：我们能够应对它。治疗师还示范了认知解离——从玛丽"提问必须得到回答"的想法（也可能是治疗师的）中解离。尽管这种干预很微妙，却很有冲击力，因为它可能与玛丽习惯的方式完全不同。她的问题并没有起到预期的作用（如，我们假设，玛丽试图通过寻求保证来纠正对未来的焦虑和恐惧感）。（注意，这种特殊干预的功能也取决于其结果。也就是说，如果治疗师简单的"是啊"能让玛丽坐下来思考自己正在经历的事情，也许她会问一个问题，然后停下来，那么也可以假设这是"有用"的。然而，如果玛丽立即提出了更多的问题，我们就可以假设这么做是没用的。追踪干预的功能，将有助于治疗师决定下一步该做什么。）

保持耐心。请记住，这是一个过程，我们将有很多机会去探讨ACT 的核心过程。并不是所有问题都需要立刻被解决，要抓住的机会也不止一个。我们需要更有耐心，在治疗的同时先把一些事情理顺，但不必着急处理。

在团体中构建心理灵活性

我们在第一章中说过，ACT 的首要目标是心理灵活性，现在我们来看看如何在团体中实现这一点。我们将考察 ACT 治疗师如何将心理教育与治疗内外的直接经验相结合，以此帮助组员培养提升心理灵活性的技能。

如果用最简单的方式来表达我们在团体中的目标，那就是帮助组员摆脱困境并在生活中前进，这意味着每位组员都能按照自认为重要的和有意义的方式去生活。这需要组员们识别和澄清个人价值，并学着根据这些价值做出选择——将无效行为转变为有效的——帮助他们成为想成为的人、过上想过的生活。虽然简单，但这个观点包含了很多内容！无效行为通常与试图逃跑、回避或以其他方式控制不想要（如，不舒服的或痛苦的）的想法、感受和感觉有关。有时候，在开始生活之前等待"正确的"想法和感受出现，是行不通的。比如，等待"信心"或"动机"，或不顾高昂的代价去追求即时满足，就像赌博成瘾。因此，我们的目标是，帮助组员认识到这些策略是无法成功的和 / 或代价很大的，并学会以一种不同的方式与自己的内部经验相关联。

同样，这个简单的观点包含了几种关键能力。组员需要能够觉察当下的经历和正在做的事。这需要在一定程度上愿意接纳当下的体验，需要"从头脑中跳出来"并追踪正在发生的事情，并且把想法视为现实的一部分。重要的是，他们要明白，想法并不一定代表"真理"，一个人可以观察想法而不被它奴役。本质上来说，组员要觉察当下的想法、感受和感觉——内在经验——与自我（能观察并持有想法的体验者）的区别是什么。这些能力让他们做出价值导向的选择，并开始当下的生活。

为了帮助组员提升心理灵活性，我们既要依靠心理教育，也需要直接经验。在接下来的章节中讲解每个过程时，我们会突出那些需要通过心理教育传达给组员的概念。我们还将提供大量体验性治疗的例子，为组员提供实践核心能力的机会。

心理教育

关于 ACT 的一个有趣的事实是，虽然这种疗法是为纠正语言的不良影响而产生的，但我们需要依靠语言来完成这项工作！事实上，将来访者从痛苦中解放出来的，正是导致人类痛苦的相同语言过程。在本书中，我们将展示如何在 ACT 中有意识地使用语言——我们试图破坏对心理灵活性有害的语言过程，同时以某种方式加强有利的语言过程。

我们依靠对话传递新观念、指明事物，引出并强化能带来深远改变的行为。ACT 中的每个行为过程都涉及一些关键概念，在理性层面抓住这些概念，就能够促进成长。在接下来的内容中，我们会强调每个过程的核心观点，并提供例子说明如何明确地与团体探讨这些观点。

然而，理论基础要求我们对语言保持警惕。同时，在治疗中，我们重点运用了体验式学习的方法。通常情况下，直接经验可以实现语言不能完成的部分，而且我们可以有把握地说，理性的认识并不是 ACT 的目的。这与"迈出一步（moving with your feet）"有关，随着治疗的展开，我们希望提供足够的机会来实现这一点。

直接经验

直接经验指是非语言的学习和体验。它可以被有意地调用（如进行一个体验练习）或自然产生（如引导组员接触他们的感受）。但认为这类活动就是纯粹的经验，也是错误的。它们也包含语言过程——无论是体验练习的指导语，还是评价和处理经验的内部过程，或者是个体回应的基本原则。下面提到的干预措施都有一个共同特点，那就是不仅仅依赖于语言信息的交换，而是在房间里寻求一种能感受的体验。

接触当下：可以说，无论我们是否意识到，体验式学习始终在进行。例如，一个经历惊恐症状的人，可能没有意识到她正在将这些症状与当下的语境联系起来，或者自己正在通过回避来强化这些症状。尽管如此，这些联系还是建立了起来。我们总是通过这种方式去体验和学习。在 ACT 中，我们的目标是，通过觉察并为体验式学习创造机会，以充分利用这种学习。

这主要出于以下两个原因。一是如果组员能够更好地关注自己正在经历的事——他们的行为、感受、想法和感觉——就能更好地获取当下可用的信息。例如，经历惊恐的个体也可以觉察到，实际上她是安全的、她没有受到威胁，尽管她的脑海中充满了不安全和需要逃跑的想法。

而这又涉及将觉察带到当下的第二个原因。如果我们充分接触当下，也就是说，从头脑中解离出来并回到当下，头脑中发生的事对我们的影响就会变小。它只是我们在任何特定时间的经历的一部分。所以，尽管对孩子做错事产生了许多愤怒的想法，一个生气的父亲依然可以看着孩子的眼睛、深呼吸，并平静地行动。惊恐的人可以选择留在引发焦虑的情境中，看看接下来会发生什么。

当下的干预：上述讨论解释了在 ACT 中我们为什么优先考虑当下的学习。也就是说，如果治疗师在教大家一个 ACT 概念，而团体中发生了能直接说明这个概念的事，那么治疗师就很可能将注意转向当下的体验。或者，如果讨论没有任何效果，治疗师可能会使用体验练习作为替代的学习方式，而不是更努力地用语言去解释。如果团体中发生的某件事分散了大家的注意力或阻碍了学习，治疗师就会针对当下的体验进行工作（第三章中提供了相关的例子）。同样，直接观察、体验性觉察以及行动通常可以完成治疗无法完成的目标。

体验练习：语言存在的问题引导我们将体验练习作为一种发展 ACT 核心技能的方法。我们用这个术语指代由治疗师主导的、用以阐明一个或多个 ACT 过程的活动。它们可以用来增强某种能力（如意愿或认知解离）、说明组员陷入困境的方式，或将核心过程整合在一起。在 ACT 的文献中有许多体验练习的例子，接下来的每个应用章节（也见附录部分的补充练习）都提供了一些对团体有帮助的例子。

示范：ACT 治疗师通常会示范如何接触（体验）当下，并分享她在团体中的体验，以此作为推进治疗的方法。最有效的学习方式之一就是观察。通过示范那些他们希望团体发展的技能，治疗师可以极大地促进组员进行学习。

然而，这种示范并不局限于治疗师。团体工作的优点之一就是组员可以从其他组员的行为中进行学习，包括哪些是有用的、哪些是无用的。经验丰富的治疗师就很擅长在治疗中捕捉到这两种情况。

当然，作为一种干预方式，示范并不是 ACT 独有的。不过，ACT 的原则明确地指出了示范的内容，我们将在下面的部分详细讨论。我们还将探讨，什么时候明确的讨论可能会增强示范效果（如，"玛丽，我很欣赏你当时抵挡住了去解救丹的冲动"），而什么时候安静地坐着体验更有力量（如，治疗师只是安静地坐着，作为一种帮助组员接触自己感受的方式）。

促进治疗外的成长

上面我们一直在讨论在团体内促进学习的方法。现在，我们来谈谈如何帮助组员在两次治疗之间持续学习。最重要的是，如何将学到的东西应用到日常生活中。

作业：ACT 治疗师通常会在治疗间布置任务来培养组员的技能，比如要求组员每天做几分钟的正念练习。我们可以布置一些涉及核心过程的作业，帮助推进治疗，例如要求团体在下次治疗之前完成一份价值工作表。因为"作业"这个词会让一些组员产生无益的联想，所以我们经常将治疗间的任务称为"练习"或"承诺行动"。在第十章中，我们将讨论如何解决布置作业时可能出现的问题，比如，如何与没有完成作业的组员工作。

转化：帮助组员应用在 ACT 中学到的知识的最有效方法之一，就是帮助他们看到核心过程如何在日常生活中出现。就像帮助组员了解自己如何陷入困境，我们也会指出他们已经在应用的核心技能。例如，治疗师可能会问组员，当天是否有人想多睡一会儿（通常大多数人会很快回答"是的"）。然后治疗师会指出，尽管产生了"多睡一会儿"的想法和感受，但他们还是起床了。

记住，构成心灵活性的技能是连续的，我们要帮助组员了解他们生活中某些领域的缺陷是如何运作的。例如，在治疗早期，我们可能会让组员对试图控制不想要的想法或感受的各种方式进行一周的追踪。这可能会提高人们对该策略无效性的认识，并为选择接纳作为替代方案铺平道路。或者，我们可以让组员在生活中观察自己的想法，这不仅可以帮助他们留意到自己通过想法观察（而不是观察想法）的频率，还可以提升他们从想法中解离的能力。

承诺行动：团体治疗的一个优点是，它为组员提供了支持彼此成长的机会。ACT 目标过程的普适性增强了这种"你－我"的转化。当一位组员应对挑战时，其他人可以看到同样的过程在自己的生活中如何发挥作用，以及自己可能会有什么不同的反应。就像组员形成了功能失调的生活方式，社会支持也能促进组员按照其真正想要的方式去行事。在 ACT 中，我们会利用这种社会力量，帮助组员澄清个人价值，然后将这些依照价值的、各人可以采取的行动用语言表达出来。

在 ACT 中，"勇敢前行（bold move）"这个短语经常被用来表示一种承诺行动。像所有的承诺行动一样，"勇敢前行"是经过深思熟虑并且由价值导向的选择。"勇敢"是一种邀请，强调哪些行为可能具有挑战性，而不是让人觉得安全或最容易的。这些行动的承诺必然涉及 ACT 的所有核心过程。个体必须愿意接纳行动过程中可能出现的一切，并能够看到不舒服的想法、感受和感觉。这需要一些更宏大的东西，一些能推动它们前进的东西（如，价值）。但这并不意味着"勇敢前行"就是要去南极拯救企鹅——也可以是一些安静的事，比如去上艺术课，或者打个电话。所谓的"勇敢"因人而异，但其理念是：无论采取什么行动，都需要通过意愿和承诺行动来实现。

为 ACT 团体制定流程

我们已经列出了希望在 ACT 团体中开发的技能及方式。但是到底该怎么做呢？例如，什么时候引入意愿？什么时候着手认知解离？什么时候开始探索价值？实际上，核心过程的普遍性和相关性，意味着有各种各样的机会对它们进行工作。在任何一个特定的时刻，人们都可以专注于接触当下、愿意接纳自己的体验、认知解离和选择承诺的行动等。

也就是说，有些概念和能力比其他的更容易掌握，理解一个核心过程并增强相关技能可以为理解另一个核心过程铺平道路。出于这个原因，如果团体的设置和类型允许，我们通常按一定的顺序来安排 ACT 的治疗过程。在接下来的 6 章中，我们将演示这种方法。我们发现，这种方法对刚接触 ACT 的治疗师来说更容易掌握，而且很好地涵盖了 ACT 的所有核心过程。但我们也发现，随着治疗师对疗法越来越熟悉，他们通常会变得越来越"流畅"，能够顺畅地从一个过程转到另一个过程，处理房间里出现的或似乎需要关注的东西。当核心过程出现时，治疗师越能够识别并进行灵活处理，他们对来访者在当下发生的事情就越敏感。

为了本书的目的，我们选择按照第一章中描述的行为支柱的顺序进行说明。即，ACT 的目标过程可以被理解为三个主要的行为支柱（Hayes et al., 1999）：开放（意愿与认知解离）、专注（接触当下与观察性自我）、投入（澄清价值与承诺行动）。我们对假设团体的治疗将按照这个顺序进行。

为 ACT 团体制订计划时的临床考虑

在接下来的几章中，我们将演示如何为一个 ACT 团体制订治疗计划。如前所述，我们假设治疗师与某个特定类型的团体（12 周的门诊封闭式团体）一起工作，这些设置将影响临床决策。在第十一章中，我们将讨论其他类型团体的治疗计划。但是，在探讨该团体的临床考虑时，读者或许可以从中获得对其他类型团体的深入认识。

开放式团体与封闭式团体：由于该团体是封闭式的，所以治疗师不需要帮助在不同时间进入的组员适应。循序渐进的治疗方法对这种类型的团体更有效。

住院患者与门诊患者：事实上，每周在门诊进行一次会面的设置有两方面的临床意义。一方面，这似乎表明参与者在生活中功能良好，不需要更集中的治疗。另一方面，在两次治疗之间，他们可能有很多时间处于缺乏帮助、甚至不利于治疗的语境中。前面提到过 ACT 的反直观性质：事实上，ACT 的许多理念与我们的文化背道而驰（如，我们生活在一个提倡控制策略的文化中）。此外，为了将团体中学到的知识应用于生活，组员会被要求用新的方式应对旧的情境。这表明治疗师需要安排治疗间的任务或练习，以帮助团体渡过间隔期。这还表明，在返回团体时，组员可能需要重新定位，例如重述涵盖的要点和目前为止学到的东西。治疗师需要在核心过程中整理出一条线索，这样当组员经历这些过程时，他们能理解过程之间的关系，以及如何将其应用于日常生活。

治疗时长：这个团体每次持续 90 分钟，其中治疗师应该留出足够的时间进行讨论，并且每次治疗至少进行一二个体验练习。

疗程设置：我们设想的团体将进行 12 次治疗，这样治疗师就有足够的时间按顺序完成六大核心过程。某些过程是否要比其他过程花更多时间，这取决于团体的反馈。例如，治疗师预计接触当下这一过程的进展会很快，因为她发现组员通常很容易掌握这个概念（尽管接触当下的能力需要在整个治疗过程中不断发展）。她还发现，对人们来说，观察性自我通常更难掌握，所以她预计需要多次治疗来完成这部分内容。她还希望能确保组员有足够的时间来练习如何应用团体中学到的东西，所以她计划在完成所有过程并且组员都掌握后，再进行几次治疗来练习。下面是她为团体制订的大致计划——因为在治疗中实际开展的内容很可能超出制订的计划。（在这里我们只列出治疗主题，后面的章节将详细讨论每一个主题。）

支柱一：开放（ACT 过程：接纳与认知解离）

第一次治疗：疗程安排、团体文化、概念化、创造性无望

第二次治疗：控制的问题 / 意愿

第三次治疗：意愿 / 认知解离

第四次治疗：认知解离

支柱二：专注（ACT 过程：接触当下与观察性自我）

第五次治疗：接触当下

第六次治疗：观察性自我

第七次治疗：观察性自我

支柱三：投入（ACT 过程：澄清价值与承诺行动）

第八次治疗：澄清价值

第九次治疗：澄清价值

第十次治疗：承诺行动

第十一次治疗：总结

第十二次治疗：总结

首次治疗计划

对于 ACT 团体的首次治疗，治疗师需要考虑四个主要目标：（1）完成基本工作如获得知情同意、概述疗程安排（如，何时何地进行、到场人数的要求、每次治疗之间的沟通如何进行）、探讨保密问题以及设定治疗目标；（2）开始建立有利于成长并与 ACT 理念一致的团体文化；（3）在 ACT 框架中对组员进行初步的概念化；（4）开展提高心理灵活性的工作。让我们仔细看看这些主题。

1. **疗程安排**：治疗师知道自己需要完成上述基本工作，并在第一次治疗中包括这些内容。（我们希望读者熟悉这些工作。然而，ACT 模型确实对治疗师如何处理这些工作有影响，我们将在本章的后面提供详细的例子。）

2. **团体文化**：我们已经指明了治疗师在首次治疗中打开心理灵活性大门的方法。稍后，我们将演示她如何使用基本工作来推进治疗。

3. **概念化**：治疗师在一开始就收集了组员的信息。因此，她对大家有一定的了解，但她更希望随着治疗的展开进行持续评估。她想要对组员进行 ACT 的概念化，即他们在核心过程上的表现（如，接纳还是回避；接触当下还是认知融合；观察性自我还是概念化自我；价值是否澄清；承诺行动的水平如何）。在首次治疗中，她想了解组员在各自的世界里有什么经历、他们觉得生活中缺少了什么以及哪些事物是无效的。

4. **创造性无望**：治疗师可能会迫不及待地想要推进心理灵活性。这意味着要指出和挑战那些可能被组员带进团体的无效策略，比如想要"纠正"。但同时，治疗师也意识到说教可能会适得其反，因此她计划采取一种经验验证的方式，温柔地阐释每个人都会遇到的困境（如，试图去纠正或控制那些无法被纠正或控制的）。其理念是产生一种"创造性无望"的体验（Hayes et al., 2011），在这种体验中让组员意识到过去一直在尝试的方法是无效的（现在也不会有效），从而为学习新方法创造空间。

治疗策略：治疗师为首次治疗制订了如下计划：她将从欢迎仪式开始，让组员分别自我介绍。她将讨论团体的安排、治疗目标和其他事项，包括保密范围和知情同意。接下来，她将让这个团体参与到"创造性无望"的过程中（下一章将详细介绍）。这个过程提供了大量信息：组员认为哪些是问题、他们是如何处理的，以及在哪里"卡住"了。创造性无望的目标是引出控制或纠正的策略，并说明这些策略的无效性。

在首次治疗中，治疗师并不是为了让组员突然变得愿意接纳或放弃控制的策略。这个治疗过程还没有展开。相反，她只强调挣扎本身的束缚，以此为新事物创造一个开端。

在讨论接近尾声时，治疗师计划引入一个 ACT 的隐喻——"洞中人（the man in a hole; Hayes et al., 1999）"，以进一步强调追求无效策略带来的困境。她不想引入其他的核心过程，也不想做任何会影响治疗效果的事，她希望团体开始学习如何带着某些东西，然后"只是坐着"。最后，她会布置作业：让组员觉察自己试图控制的情境，尝试对这种体验表现出意愿，带着它"坐着"。

我们探讨了关于首次治疗计划的一些决策，下面让我们更宏观地看看如何做出那些适用于整个疗程的决策。

ACT 临床决策指南

所有团体治疗师都会告诉你（你自己可能也经历过）：计划赶不上变化。除了决定如何推进核心过程和制订治疗计划外，治疗中总会有小问题产生。因为 ACT 的核心过程贯穿整个治疗，所以决定关注什么以及如何做到最好是很有挑战性的。是进行心理教育，还是直接进行体验练习更有效？是直接回答组员的提问，还是关注当下会更好？是因为一位组员的发言而去探索价值，还是应该按照计划继续工作？这些决定都取决于具体的语境，包括某位组员发生了什么、整个团体发生了什么，以及整个治疗发生了什么。下面的指南将帮助你做出决定。

与内容无关。使用 ACT 作为模型的一个最核心的含义是，它强调功能而不是形式。换句话说，引起问题的既不是想法的形式（也可以说是"内容"），也不是情绪或感觉的类型（也可以说是"形式"）。更确切地说，是内部经验对个人的作用方式。组员可能会有很多想死的想法，但这些想法本身并不会带来伤害。问题在于这些想法是如何影响行为的，或者说这些想法是如何发挥功能的。有焦虑症的组员可能花好几年的时间努力不去产生忧虑的想法、恐惧的情绪或焦虑的感觉——又或者她可以用一种能让自己过上想要的生活的方式，去应对这些想法、感受和感觉。

另一种说法是，关注过程而不是内容。也就是说，观察 ACT 模型中的核心过程如何在治疗以及组员的生活中出现。因此，当组员发言、提问、分享体验或产生非言语的回应（如，耸肩、皱眉、大笑、不予理睬）时，治疗师会看看到底是什么核心过程在起作用。虽然这需要练习，但是一旦学会识别治疗中出现的核心过程，你就能够推进治疗——无论组员带来的是什么。你也不再试图去解决或纠正那些无法被纠正的事情。让我们用一个例子来说明这一点，同时也说明本节要讨论的其他临床考虑。

　　一位组员对大家说，她的周末被毁了，因为她的婆婆来了，而且"像往常一样挑剔"。这种评价会引起内容层面的回应，比如"听到这个消息我很难过！她说了什么？"虽然这样的回应可能会让这位组员感到被认可，但并不能让她以一种更有效的方式来应对这种情形。然而，从ACT的视角来看这句话，我们可能会假设，这位组员与一些语言规则融合，比如周末应该是什么样子的、婆婆会怎样做、一个人如果被别人挑剔意味着什么，等等。我们可能会留意到她是如何与内部经验相联系的——她拥有的某些想法和感受毁掉了她的周末。这再次表明，与"存在那些想法和感受就不会有一个满意的周末"的想法所融合，是缺乏意愿和观察性自我的表现。

　　接着，我们可以推测，对这位组员来说被挑剔是痛苦的，这表明了概念化自我的僵化。换句话说，她可能认为自己的形象取决于别人的评价。这再次说明了认知融合与缺乏观察性自我的现象。这里有很多种可能性，但我们可以看看这种假设如何引导治疗师去了解这位组员困住的原因。让她困住的不是她的婆婆，尽管她可能确实很难相处。相反，当婆婆挑剔她时，这位组员会经历一系列的想法、感受和感觉，然后影响自己的行为，以至于她的周末被"毁了"。学会接触当下以及从想法中解离，认识到她实际上是完整的、她自身是大于被人挑剔时的痛苦想法与感受的（体验观察性自我），并学会带着不愉快的想法和感受去做出基于价值的选择（意愿、价值和承诺行动），将很可能使她获益。

　　最后，我们关注的是功能而不是内容。也就是说，我们希望团体的焦点是组员如何能够充满活力并健康地生活，并且把想法、感受和感觉都只当作生活的一部分。当然，想法和感受很重要，但它们只是朝着价值方向前进时所产生的体验。

　　时机的考虑。ACT的临床时机需要考虑到团体对核心过程的理解和掌握水平。组员是刚刚接触到一种核心过程，还是已经发展了一些能力？组员是否表现出一些在继续前进之前需要解决的不足？是时候对所有内容进行整合了吗？在考虑时机的时候，我们也要考虑治疗内容的本质。它是否复杂？是否需要一些初步的心理教育？还是说更需要练习，而不是语言描述？

举个例子，接触当下需要一定程度的意愿和认知解离，还需要体验观察性自我——所有我们希望在治疗中开发的能力。然而，在开始的时候，邀请这些人安静地坐一会儿、觉察将会发生的任何事情（即，接触当下和意愿）可能就是一个巨大的挑战。一旦建立了这种抱持和观察，治疗师就可以将其扩展到对想法的观察和解离，并最终发展为"观察是谁在观察"（即，体验观察性自我）。

让我们继续以上述例子来演示时机如何指导干预决策。例如，如果那位组员在治疗开始的时候评价了她的婆婆，我们可能会选择强调没有起作用的地方。例如，治疗师可能会问那位组员，当被婆婆挑剔时，她试图回避什么样的感觉。这种干预旨在破坏有问题的控制策略——那位组员的婆婆，更准确地说，那位组员对婆婆的想法和感受——需要以某种方式被纠正。

也许治疗师已经和这个团体一起工作了一段时间，并留意到要那位组员接触当下是有困难的。在这种情况下，治疗师可能会利用这个机会开发这种技能，让她将注意力从婆婆的故事转移到在团体中谈论此事的体验上。如果团体在学习如何进行认知解离，治疗师可以让那位组员追踪当时头脑里出现的想法。然后延伸到当下，问她现在有什么样的想法，并问其他组员观察到了什么样的想法。如果团体治疗已接近尾声（即，所有的 ACT 核心过程都已在一定程度上得到了引入和发展），治疗师可能会问："鉴于你婆婆的情况，上周末你本可以做什么，让自己朝价值方向前进？"

考虑显性干预还是隐性干预。特别是当以一种连续的方式实践 ACT 时，如果治疗中发生了一些事情，指向一种尚未在团体中引入的核心过程，治疗师可能会感到不知所措。例如，一位组员的回应可能强烈地表明，学习体验观察性自我会有帮助，但治疗师还没有计划在这几次治疗中引入这个过程。此外，由于这些过程是相互关联的，即使表面上治疗师只关注了一个过程，但在任何时候都可能同时有几个过程在起作用。

此时，考虑显性干预和隐性干预的区别可能会有所帮助。显性干预指的是治疗师明确指出她关注的特定过程，例如"意愿"或"解离"（或"观察想法"——措辞不是重点，重点是明确地讨论过程本身）。相对而言，我们使用术语"隐性"来宽泛地指代在不具体讨论的情况下进一步推进核心过程的技术。

在接下来的内容中你将看到，我们在治疗的一开始就使用隐性干预来帮助组员为 ACT 核心过程奠定基础。我们寻找机会探讨治疗中自然产生的东西，利用语言、示范和当下的体验，进一步提高组员个体和整个团体的能力。掌握这些方法并不意味着我们必须放弃解决出现的问题。我们可以间接地处理这些问题，并等待直接解决的最佳时机。

当需要明确地探索一个过程时，我们通常会向团体介绍这个主题并展开讨论，同时继续处理当下的问题（如果出现）。以一种非常具体而有序的方式向团体引入一个新概念可能是最有成效的，例如，"今天我想探索，控制策略如何让我们陷入困境。"在其他时候，我们可能会在没有事先说明的情况下进行练习，这可能会导致更深刻的学习经验——组员有机会产生顿悟。然后，我们在练习之后让大家讨论，以确保核心观点的传达。

正如你所看到的，这里并不存在完美的算法。这种技能的核心在于根据语境的变化做出最佳选择。在第五至第十章关于 ACT 的应用中，我们将演示如何在治疗过程中找到选择的关键点。

记住谈话的要点。为了确保 ACT 的首要目标，治疗师会将谈话作为一种手段，用以开发提升心理灵活性的技能。例如，关键点并不是让组员理解什么是认知解离，而是让他们学会如何从想法中解离。我们不希望他们只是知道"观察性自我"的概念，而是希望他们在任何时候都能接触到那种自我体验。我们用语言来促进这些核心能力的发展——概念性地介绍它们、在治疗中指明它们，以及引导团体参与实践练习。记住这一点可以帮助治疗师在"说多做少"时有所觉察。这能帮助治疗师抓住当下（这也是他想传达给组员的），并引入体验练习，为团体提供直接体验和实践的机会。

在每次治疗中进行体验练习。确保每次治疗中都包含一些体验练习。一种方法是设计一二个结构化的体验练习，以说明团体涵盖的内容。在后续章节和附录中，我们将提供许多有用的示例练习。然而，我们发现，随着治疗师在治疗中变得更加灵活，他们能够根据治疗中呈现的内容设计出新的练习。事实上，这也是 ACT 文献中出现越来越多练习的原因之一。

接触当下。所有这些指南的一个共同特点是，治疗师需要在治疗中接触当下。虽然治疗师可能对治疗有一个计划，但他仍要对团体中实际发生的事情保持当下的觉察。他可能在内容层面上处理一些事情，比如对一个问题做出回应，同时关注这个问题在当下是如何发挥功能的。他可能全神贯注于一个体验练习，但通过接触当下，他可以觉察到这个练习是否有效，并做出相应的反应。他能够识别并处理治疗期间出现的 ACT 的核心过程。最重要的是，他能够接触自己在团体中的体验——将其作为信息的来源，并通过示范来推进治疗。

在 ACT 框架中完成必要的工作

我们假设多数读者都熟悉首次治疗中的工作，如获得知情同意和讨论保密问题。然而，即便是基本工作，从 ACT 视角来看也存在细微差异，现在我们将转向讨论如何在 ACT 框架中处理这些任务。在本章结束时，我们希望让读者对 ACT 团体在治疗室中的运作有一个大致的了解。

知情同意

值得注意的是，许多治疗师认为想要在 ACT 治疗中获得知情同意非常困难。让来访者充分理解 ACT 是什么，本身就非常具有挑战性，因为这需要额外的学习和技能开发。不要试图通过叙述"告诉"团体ACT 的主旨是什么，例如，"在这个团体中，你将学会如何接纳痛苦的想法和感受，并从想法中解离，这样你就可以选择根据价值做出选择"。首先，组员可能不大理解这些意味着什么，或者这些原理是如何在自己身上发挥作用的。结果是，这种介绍实际上并不能获得知情同意。其次，诸如"接纳""价值"之类的术语可能非常难懂。组员往往会立即根据自己学过的知识做出假设，而这些假设实际上是与治疗背道而驰的。再次，由于是在 ACT 框架中进行治疗，我们必须警惕大脑的倾向：把所有的事情都说清楚并整齐地打包！最后，ACT 是一种关注当下、高度体验性的疗法。每一个团体——实际上是每一位组员，都会有自己独特的体验。但是，作为心理工作者，我们需要获得知情同意，让组员知道他们将要参与的是什么。我们应该怎么做呢？

我们将在接下来的几章中反复看到，真诚地接触当下并保持治疗师的透明性，提供了一种解决困境的方法。

治疗师：我发现试图让人们理解 ACT 非常困难。也就是说，你们有权知道这个治疗是关于什么的，但要理解作为一个团体是什么体验，这很难。每一个团体都是不同的。我可以说，这种治疗是关于如何以一种有活力的方式投入生活的，这个团体也是如此。在这里你们会产生各种感受。这种疗法可能与你们见过的其他疗法非常不同。我们将致力于一种特定的生活方式，即使遇到困难也能以一种有意义的方式生活。我们可能需要几次治疗来整合这些事并让你们有直观的体验，所以我请求你们坚持三四次——这样就有足够的时间来了解治疗。然后我们再来看看你们的感受。你们觉得可以接受吗？

这里，治疗师邀请团体抱持进入未知领域引发的内在不确定性（意愿），同时也表现出对组员体验的理解和尊重。

隐私保密

ACT 治疗师处理保密问题的微妙差异在于，如何抱持团体中固有的隐私问题。也就是说，治疗师不能保证团体的保密性——这是团体治疗中一个无法解决的问题。组员必须"真诚地"参与，明白他们无法确定自己的分享不会外泄（这里需要意愿、认知解离、澄清价值和承诺行动）。治疗师对这一问题的坦诚，必然会提高组员尊重彼此隐私的可能性。同时，治疗师还可以示范如何抱持这种不确定性。

治疗师： 在治疗中我们努力想要保护患者（来访者）的隐私。但在这样一个有很多参与者的团体中，我无法保证这里的事情能得到绝对保密。在这里，我们都信心满满，为了在过程中有所收获，无论如何都想抓住机会参与进来。我们每个人都有能力承担风险，有能力保护这个团体的隐私。这一点我可以保证。你们愿意承诺，不在其他地方分享团体中发生的事情吗？

通过让所有组员一个接一个地表明愿意对治疗过程保密，这种口头承诺将得到加强。

建立一种安全与互助的环境

让我们先来看看"安全与互助"的团体通常意味着什么。它可能意味着在一个团体中，某些行为（如嘲笑、羞辱）是不被容忍的，或者意味着组员的隐私会受到保护。这些参考是有意义的、可行的。然而，另一种"安全与互助"的概念却不太可行。即，当组员（通常也包括治疗师）说希望一个团体是"安全的"，他们寻求的通常是情绪的安全。他们不希望在团体中受到情绪上的伤害。确保这种安全是不可能也是不可取的。

ACT 的一个信条是，试图控制内在体验通常是行不通的。无论我们努力在团体中感到自在而回避尴尬或焦虑，还是把幸福当作终极目标，这种策略都会让我们陷入困境。治疗的一个主要目标是帮助组员认识到，他们可以带着当下的内心体验去做一些有用的事情（如，参与到团体中）。正如将在下面的内容中看到的，我们努力帮助组员接触完整的自我，无论他们的想法和感受如何。如果我们认为组员非常脆弱、会被痛苦的想法或感受击垮，那我们恰恰与 ACT 的信条背道而驰。

这是一个重要的悖论，因为寻求情绪安全可能会成为参与的真正障碍："我不会在团体中分享，因为我觉得不安全""你必须证明你是信得过的，我才能放心地把我的事告诉你"。更重要的是，将情绪安全作为目标可能支持了这样一种观念：如果在团体中感到受伤、焦虑、被评价或其他的不适，那就是不好的。

出于这个原因，ACT 治疗师不太可能说"让团体中的每个人感到安全很重要"。相反，我们可以通过说"尊重彼此是很重要的"，来强调可行的行为。我们寻找机会强化有利于团体进程的行为，同时避免支持"组员是脆弱的"这种想法。例如，治疗师可能会说"虽然你看起来有点顾虑大家会怎么想，但你把自己的想法分享给大家了，我觉得这很棒"，而不是"我很高兴你认识到在团体里分享自己的想法是安全的"。

物品准备

在本章的最后，我们将提供一个关于如何开始 ACT 团体的快速预览。我们倾向于与组员围成一圈进行治疗。这样不仅能促进亲密度和参与度，还反映出每个人（包括治疗师）都是平等参与的。我们通常会在旁边放一块白板，供需要时使用。还有一些体验练习会使用的道具，这样，如果我们要在团体中进行某项练习，一切都是准备就绪的。

虽然以上描述与其他形式的治疗团体没有太大的不同，但 ACT 中有一个潜在区别是，强调团体中的接触当下。我们不鼓励组员在治疗中阅读或做笔记，而更希望让他们看到房间里正在发生的事情。我们向组员保证，他们有充足的机会来掌握关键概念，因为我们会在整个治疗过程中反复地回顾它们。如果合适，我们会提供资料并布置书面作业，如价值工作表。但整体来说，我们不希望一堆文件成为体验的障碍。这也适用于治疗师。我们认为，对治疗师来说，提供了不完美的练习但能让自己真实呈现在团体面前，比完全遵照脚本更可取。我们寻求任何可能的方法来创造团体体验，也希望组员学会在生活中创造这些体验：真实的联系、活在当下以及根据个人价值投入有意义的生活。

通过基础过程推进 ACT

如果基本的工作完成，就是时候开始治疗了。但需要强调的是，ACT 的治疗其实早就已经开始了。也就是说，治疗师并不试图说明团体会经历什么，而是指出治疗过程中固有的不确定性，并提议组员只是去承认并抱持它。这依赖于接触当下、意愿 / 接纳，甚至是澄清价值和承诺行动等核心过程。治疗师邀请组员参与其中，同时清楚地表明他们不需要以某种方式去感受或思考。这反映了接触当下、接纳、认知解离、观察性自我和承诺行动。治疗师已经开始展示 ACT 模型中的关键原理。通过毫无保留地分享治疗期间自己身上发生的事情，她示范了如何接触当下、认知解离与意愿（如，"我发现试图让人们理解 ACT 是非常困难的"）。这本身也是澄清价值和承诺行动的良好展现。

总　结

首先，我们讨论了应用 ACT 模型时面临的挑战，以及如何以有效的方式来处理这些问题。我们考察了 ACT 团体的整体轨迹，包括治疗中的目标技能。我们谈到了用以开发这些技能的工具并讨论了治疗的方法，涵盖了所有的核心过程。然后我们转向具体的治疗计划，以及 ACT 治疗师可以如何处理首次治疗。我们还讨论了 ACT 的临床决策，并提供了一些指南，帮助治疗师在推动治疗的同时确保始终处于 ACT 模型中。最后，我们揭开了首次治疗的面纱。现在，让我们转向 ACT 的第一个行为支柱——开放，并探索如何在团体中发展这一点。

第五章

意　愿

意愿（willingness），在 ACT 中又指**接纳**（acceptance），是一种在不采取控制或回避策略的情况下体验当下的想法、感受和感觉的能力，以"……不加防御地接受本该存在的东西"（Hayes et al., 2011, pp.96—97）。它代表了一种主动的选择，一种人们选择采取的立场。这与组员看待自己内部经验的惯常方式截然不同，尤其是对那些痛苦或不适的体验。我们可以看到这种转变如何改变那些体验的功能。也就是说，它们变得可以被觉察，而不是需要纠正或摆脱。

与其他核心过程一样，意愿涉及其他方面的能力（接触当下、观察性自我、澄清价值和承诺行动），而这些能力也使意愿成为可能。在这一点上，治疗师想要向团体引入意愿的概念，并帮助组员开始实践。治疗师会在整个治疗中帮助组员发展意愿的能力，并能够预计这种能力会在引入其他核心过程时得到提升。

本章将继续介绍第一次团体治疗，此前，治疗师已经完成了引入和第四章描述的基本工作。正如我们讨论过的，治疗师一开始就面临挑战：她需要创造一个开放的机会，让组员在陈旧、僵化的行为语境（如，努力控制、回避或以其他方式纠正不想要的想法、感受和感觉）中学习新的事物。创造这样的机会将是第一次治疗的主要内容，但她还面临更大的挑战。她最终的目标是让组员学会以一种完全不同的方式与内部经验相联系，并打算在第二次治疗中引入意愿作为一种替代性选择。

将意愿付诸实践

现在让我们和治疗师一起看看在团体中唤起创造性无望的过程（"无望"是因为努力控制或回避不想要的内部经验但最终没有作用，而"创造性"是因为认识到这一点为新事物腾出了空间）。阐明控制或纠正策略的徒劳和要付出的代价后，治疗师会花一些时间在无效控制的本质上（"无效"是因为它是为了控制不能被控制的东西）。然后，她将通过心理教育、团体讨论、隐喻和体验练习的方式，明确地向组员介绍意愿的概念。最后，我们将观察她如何判断团体是否准备好进入下一个核心过程。

如何唤起创造性无望

在治疗师演示唤起创造性无望时，我们会看到这个过程如何帮助她实现在第一次治疗中确定的目标（在上一章中提及）。总而言之，她将继续建立一种促进心理灵活性的团体文化。她还将收集一些信息，用来对组员进行 ACT 概念化。最后，她将揭露控制或纠正的策略是无效和代价沉重的，并为另一种方法开拓道路。（注意，治疗师没有必要在团体中使用"创造性无望"或"心理灵活性"等临床术语。我们使用这些术语是出于教学的目的。）

激发对问题的感知

是时候让治疗师对组员有更多了解了，包括是什么把他们带到团体中来、他们认为生活中的问题是什么，以及他们觉得自己需要什么。她将从 ACT 视角引发讨论，评估组员在核心过程方面的能力，以及他们的控制或纠正策略无效运行的程度。

治疗师：（起身并站到白板旁）我们先来谈谈你们来这里的原因。

你们的生活中有什么不顺呢?(在这个讨论中,治疗师根据需要邀请组员加入、倾听组员是否主动和参与,或者以一种邀请的目光看着他们或通过直接提问来激发他们的参与。)

巴　里:(停了一会儿)嗯,我真的很抑郁。我没有朋友,家人也不和我说话。[治疗师迅速在白板上写下"抑郁",并在旁边画了一个向上的箭头,表示有太多的抑郁。然后她写下"朋友",在旁边标了向下的箭头(意思是朋友不够多),最后在"家庭关系"旁边画一个向下的箭头。然后她转过身来,好奇地看着大家。]

巴　里:我感觉不太好已经有段时间了。4个月前我丢了工作。过去的3个月里,我的体重增加了约14千克。我似乎什么都不在乎了。(因为"失业"这个词不太容易用箭头表达,所以治疗师在白板上写下"失业",然后在旁边写上"体重",再加一个向上的箭头.然后是"关心"和一个向下的箭头。)

丹　　:我有工作,但我讨厌它!我的前妻想毁了我的生活……没有一件事情是顺利的。(治疗师写下"工作"和"前妻",然后在"工作"旁标注向下的箭头。)

治疗师:你呢,吉娜?

吉　娜:我不太清楚。我的生活从来没有顺利过。

治疗师:你觉得缺少了什么?(治疗师决定对这种一般性回应进行更深入的挖掘。她想要了解的是吉娜,而不是她的生活不"顺利"。)

吉　娜:我从来没有真正做成过什么事。我没有任何动力,也没有朋友,真的没有。我的"朋友们"(做出打引号的手势)并不是真的关心我。(治疗师在白板上写下"成就"、

> "动力"和"关心的朋友",都标注向下的箭头。)

治疗师: 是什么阻碍了你们建立更有意义的友谊?

吉 娜: 我不知道。反正我也不怎么信任别人,最后他们总是会伤害你。(治疗师在白板上写"信任",旁边标注向下的箭头。再写"伤害",用向上的箭头表示伤害太深了。)

在吉娜说没有真正关心自己的朋友后,治疗师原本考虑询问其他人。她计划在短时间内更多地了解组员所看到的阻碍他们前进的东西。然而,吉娜这番话(朋友都不关心她)的整体与外部属性让治疗师想要在这里稍做处理。请注意治疗师对语言的精妙运用:"是什么阻碍了你们建立更有意义的友谊?"治疗师并没有僵化于吉娜说朋友不关心自己这一点,而是巧妙地指出了朋友之间关系的特点。这与 ACT 模型更加一致——将"关心"视作一种行为,而不是一件存在于人体内的东西。它还指向对吉娜确实存在问题的一个领域(即,人们在一段关系中如何表现)。吉娜的回应提示了她与规则的融合(如,"我不能信任他人""人们总是会伤害你"),治疗师假设这些规则正在以有问题的方式影响吉娜的行为。可以想象,随着治疗的展开,吉娜将接触到她的个人价值,并能够开始建立一些对自己有意义的关系。但目前,治疗师只是接收这些信息并将吉娜的假设"归档"——在接下来的治疗过程中,治疗师将牢记这些信息。

治疗师继续进行这个练习,直到团体的所有关注点都呈现在白板上。现在,她想更好地了解这些被感知到的阻碍。像吉娜一样,组员通常会列举生活不顺的外部原因(如,"我的家庭""我的工作")。虽然这些情况确实是压力源,但与组员思考问题的方式并不构成因果关系。他们如何应对这些挑战,很可能才是陷入困境的真正原因。因此,虽然了解组员如何看待自己的处境很重要,但治疗师也要揭示组员如何应对这些处境,以及它们如何在组员的生活中发挥功能。

治疗师： 那么这些事情对你们来说意味着什么呢？（对丹）举个
例子，你和前妻的状况对你的阻碍是什么？

丹 ： 我觉得她让女儿们与我反目。看起来她们宁愿和她在一
起，而不愿和我在一起……我们以前很亲密，但现在几
乎不说话了。（丹停止了说话，因为他接触到了自己的
情绪。）

治疗师： （安静并慈悲地坐了一会儿，为丹表露出来的情绪腾出空
间，示范接触当下与意愿的核心过程，然后温柔地继续）
这听起来真的很痛苦。（再次停下来，带着这种感受坐在
那儿，然后继续）当你经历这些时，当你想到女儿们都
不愿和你在一起时，你有什么感受？

丹 ： 我觉得自己是个失败者！不被爱……（短暂停顿）发
生这种事让我很生气，我前妻把我们的家庭搞得支离
破碎！

　　治疗师牢记此时只能形成初步的假设，她注意到，当丹感受到不被
爱的痛苦和脆弱时，他很快变得愤怒并（再次）把问题抛到前妻身上。
这种反应让治疗师知道——至少在某些情况下——丹是如何应对不适的
想法和感受的。这反映了心理的僵化——丹似乎深深地沉浸在他叙述的
家庭故事中。治疗师知道他花了很多时间（高度融合）在这些想法上。
与往常一样，治疗师必须做出临床决策，以最好的方式做出回应。她可
以和丹更深入地探讨这个问题，比如，"当'失败者''不被爱'的这些
想法和感受出现的时候，你会怎么做？"

　　这个问题的目的是确定丹采用的具体策略，以及他是否认为这些策
略有帮助并且最终会产生效果。治疗师想知道愤怒和责备是否能避免
更痛苦的感觉。她也可以问："对你来说这是一次新的体验吗？还是以
前有过这种感受？"这个问题评估了丹观察自身体验的能力（其中一

个 ACT 的核心过程），是一个微妙的干预（丹被邀请从另一个角度来看待自己的状况，这有助于进一步学习如何更灵活地应对）。这一点也指向观察性自我，意味着这种觉察是不随时间改变的、比当下的体验更加宏大。

治疗师可以向团体做一个更概括的陈述："我对大家经历的痛苦感到震撼。生活有时真的很艰难，不是吗？"这种团体层面的干预可以发挥多种功能。（不过请记住，干预的实际功能是由后续的结果决定的。）治疗师的观察表明她觉察到了团体经验的存在，这有助于建立融洽的治疗关系。强调组员共同经历的痛苦也有助于建立团体凝聚力和相互的慈悲。在进一步表达她对团体共情的同时，第二句话"生活真的很艰难……"旨在使痛苦的体验正常化，其结果与 ACT 相一致。这种观点动摇了纠正策略：也许并不是团体需要被纠正，而是痛苦本身就是人类经验的一部分。

在我们假设的这个团体中，关于阻碍的讨论会持续到所有组员都参加为止。治疗师需要小心避免的是沉浸于内容。她要收集足够的信息来理解组员如何看待自己的处境（如，我丢了工作；问题出在我前妻身上），但并不停留在内容层面的细节（如，他的工作发生了什么；他的前妻做了什么或者没做什么）。关键甚至不是组员认为有问题的内部经验（如，没有足够的信任、动力或自信，或存在无法承受的抑郁或焦虑），而是这些经验在个体生活中的功能。在这里，指导她做出临床决策的，是牢记我们旨在打破以下观念："问题"造就了不该有的内部经验，只有纠正或者用更好的经验去取代，才能过上更好的生活。组员提及的任何生活中的问题都可以被深入探索、分析或解决，但治疗师想要强调的是那些有助于解释他们如何陷入困境的共同过程。

在第四章中，我们讨论了临床决策的考虑因素。让我们再来看看到目前为止团体中发生了什么。

过程与内容：我们看到，治疗师在倾听组员讲述的同时，也在关注潜在的核心过程。她在思考组员的想法、感受和其他行为的功能，包括在生活里、在治疗中以及在当下的时刻。当建立核心过程的机会出现时，比如接纳治疗中产生的体验，她就会抓住这些机会（如，示范如何只是简单地坐在治疗室里）。

时机：一直以来，时机在治疗过程中扮演着重要角色。针对组员分享的内容，治疗师有很多话可以说，也有很多事可以做。但她在等待时机，以便为她寻求的信息腾出空间。现在正处于治疗的开始阶段，还没有明确讨论 ACT 的核心过程。她并不期待组员能表现出娴熟的技巧。如果与丹的讨论出现在后期的治疗中，治疗师可能会邀请团体将这个例子应用到所有核心过程中（如，丹可以如何用一种更受价值导向的方式处理与前妻有关的情况）。但现在，她只是在心里记下丹的反应，同时把讨论更多地保持在团体层面。

显性干预与隐性干预：治疗师要考虑的另一个问题是使用显性干预还是隐性干预。因为治疗刚刚开始，所以治疗师会间接地处理治疗中出现的大部分内容，直到向团体引入核心过程之后，才会明确地说出这些过程。以与丹的对话为例，治疗师还没有引入"接触当下""认知解离""经验性自我"或"观察性自我"的概念，但她通过提问指向了它们，比如"当你体验这些想法时，你有什么感受？"类似地，诸如"现在似乎有某种强大的东西出现在你面前"和"当我们谈论这件事的时候，你有类似的体验吗"的描述，将帮助她评估丹的核心过程（如，认知解离、观察性自我）的能力水平，同时潜移默化地帮助他开始建立这些能力。

体验与说教：如果治疗师仅仅依靠说教，治疗将会非常不同。我们可以想象治疗师试图解释努力控制如何行不通，而意愿如何带来更多的灵活性……以及，可能引发的后果、防御或结局。我们可以想象那是一次仅由信息交换组成的治疗，组员很容易错过它的重要性或完全忽略它。通过引出组员的个人经验，并在这些经验出现时加以整合，治疗师可以帮助组员体验曾经陷入的挣扎。治疗师努力向团体表明，同为人类，她也有类似的挣扎。这降低了组员防御的需要，也创造了一个机会去示范，如何只是带着人类共有的痛苦，简单地坐着。

阐明控制或纠正策略的无效性

此时，白板上写满了组员的阻碍，旁边是向上和向下的箭头。治疗师现在想要帮助团体觉察这些控制或纠正策略带来的痛苦、无效与代价。（在接下来的讨论中，我们喜欢使用双面的白板，这样就可以继续写下正在发生的内容，同时保留之前的记录。用厚纸板也可以达到同样的目的。）

> 治疗师：（在空白的白板旁，准备开始写）现在我们换个方式。你们都分享了自己遭遇的痛苦以及生活中的不顺……我想知道你们是如何应对这些事情的。你们做过哪些尝试呢？
>
> 丹　：我睡得很多。我还花很多时间在电脑上。（治疗师在白板上快速写下"睡觉"和"电脑"。）
>
> 布伦达：我以前经常跑步，但现在都不跑了。（治疗师在白板上记下"跑步"和"不跑了"。）
>
> 玛　丽：吃。我经常吃很多东西来麻痹自己。
>
> 治疗师：（边说边写下"吃"和"麻痹自己"。快速的节奏有助于更多的想法涌现）好的。巧克力呢？还有人试过这种方法吗？在书本或电影中迷失了自己呢？（把这些加到白板上）

这里，治疗师遵循了 ACT 的模型。她直接进入团体共同的挣扎中，传达出这样的信息：这种挣扎是人类共有的，自己也是如此。其中通常不乏控制或纠正的策略。治疗师可以询问组员是否曾尝试追根究底、重新开始、换个环境等策略。（在练习开始时，我们鼓励组员热烈讨论，但随着组员分享的无效策略越来越多，治疗师会变得越来越忧郁，体验到这种挣扎带来的痛苦。通常情况下，随着练习的继续，治疗室内的气氛会越发沉重。）治疗师通过询问一些信息来强调这一点，例如组员已经挣扎了多少年、找过多少医生、试过多少种不同的治疗方法、吃过多少种药。通常，在团体中，信息的总量会很大，当治疗师把白板写满时，团体会变得鸦雀无声。

> **治疗师**：（把数字圈出来，严肃地说）嗯……看起来……35 名不同的医生……大约 18 种不同的治疗方法、42 种药物……一共挣扎了多少年呢（把数字加起来）……102 年？（把数字写在白板上并圈起来）

让我们再停下来讨论一下治疗风格。治疗师与团体一起**感受当下的体验**，这一点非常重要。以一种说教的、讲道理的方式进行上述环节显然是无效的。同样，治疗师如果只专注于想要表达的观点，就可能忽略房间里正在发生的事情。重要的是，不仅要觉察到这种痛苦，还要以一种跳出困境的方式进行。通过真诚而慈悲地对组员的经历表达出兴趣，通过关注团体和讨论过程中出现的所有事物，治疗师建立起一种语境，使组员感到被理解。这促进了组员放下防御、体验困境的能力。

现在，治疗师已经从经验层面帮助组员接触到了所处的困境，更清晰地指出控制或纠正策略的代价与无效。

> **治疗师**：（后退一步，若有所思地看着白板）我想知道，当看到这些时，你们想到了什么？
>
> （巴里长叹一声。）
>
> **治疗师**：巴里，你体验到了什么？
>
> **巴　里**：只是……一堆无用功。

玛　丽：是啊，所有这些……都很令人沮丧。（组员们点头同意）

治疗师：（为房间里出现的事物腾出空间，和大家一起思考。尽可能慈悲地说）是的。我对大家的挣扎感同身受。你们已经进行了这么多尝试！搬家、运动、喝酒、转移注意力、追根究底、更加努力……42种药物！年复一年的挣扎。（停顿）是的，我看到这里有很多受苦的人。（组员们默默地同意，深切地感受着这种共同的痛苦。）

治疗师：我还看到了其他东西。这一切让你们想到了什么？

巴　里：（片刻停顿）它们都没有用。所有这一切……我还是很抑郁。

治疗师：（更进一步）是的！所有的努力和智慧，在这里都试了个遍。然后……你们来到了这里。（团体陷入沉默）

治疗师：我想说的是，这些方法没有用，因为它们本来就是无效的。（团体默默地注视着她）这些方法能让你们摆脱不想要的吗？不能。（更进一步）对你没用，对我没用，对任何人都没用。（治疗师让大家仔细思考。她翻动白板，展示先前写下的一连串阻碍，以及向上或向下的箭头。）你们一直努力减少这个（指着"抑郁"）或这个（指着"焦虑"）。或者努力获得更多（指着"自信"），又或者只是等待它出现（指着"动力"）。你们费尽周折！然而，从你们今天的分享来看，似乎并不奏效。我想说的是，这与你们无关。这并不是你们的失败，你们很努力地尝试，或者想方设法解决问题。正如我们刚刚谈到的（白板上写着"更努力地尝试"和"追根究底"）。你们都已经试过了。然而，你们都来到了这里。（治疗师停顿了一下，然后非常清晰且慈悲地继续。）我们企图通过这些策略让自己拥有更多、变得更好或者不同；或者企图通过纠正

去摆脱不想要的，但都没有效果。这是一种毫无希望的
策略。（治疗师让组员思考，自己和他们坐在一起，让他
们消化她所说的话。然后继续）：

也许你们一直在想——究竟出了什么问题，导致我
们无法摆脱困境呢？但这是人类共同的问题。有时候我
们认为自己不该有这些体验，然后试图去摆脱。或者我
们等待某种好的感觉从天而降，然后才能开始想要的生
活。但是，回顾你们的经历——效果如何呢？

治疗师打破了这样的观念：组员的问题会得到解决，不想要的内部
经验能够从生活中消失。团体开始理解，治疗并不追求这种策略。这个
结果总是会让人疑惑、害怕、愤怒——有时，当组员回顾过去，发现原
来自己（也许不只是自己！）一直在为无法实现的目标做无用功时，甚
至会让他们感到如释重负。每位组员对此的反应，为我们讨论的主题提
供了很好的示例。

玛　丽：（看起来很焦虑，还有点沮丧）你是说，我们已经无能为
　　　　力了？

治疗师：我想了解你自己的体验。你发现了什么？

玛　丽：那答案是什么呢？

治疗师：你介意我现在指出一些事情吗？（玛丽有点不情愿地摇
　　　　了摇头。）看起来你体验到一些不适。你感觉怎么样？

玛　丽：我不明白你在说什么。你刚说做什么都没用。

治疗师：（克制住冲动，没有直接指出是玛丽的体验让她觉得做什
　　　　么都没用）你现在感觉如何？有什么情绪？

玛　丽：我很沮丧！

治疗师：是的。还有一些害怕，对吗？

玛　丽：（突然看起来不那么生气了，而是很脆弱）是啊。

治疗师：对。似乎解决这个问题的一种方法就是提问，然后把它弄明白。（玛丽犹豫了一下，点了点头。治疗师在白板上加上了"提问"和"弄明白"。）

我们必须再次强调治疗师风格的重要性。这里需要真正的技术。治疗师勇敢挑战无效的控制或纠正策略，同时也努力表达对人类困境痛苦的慈悲：不想经历痛苦却又无法回避，然后将这种痛苦置于其他一切痛苦之上。表达理解与仁慈的语言和非语言行为（如，面部表情、姿势、节奏、语调）在这里至关重要。

想象一下，在短暂的停顿之后，丹突然说道："都是胡扯！"再想象一下，治疗师只是理解地点点头，接着在白板上写下"生气"，然后感兴趣地等待下一个反应。这个例子说明 ACT 可以带来很大的解放——几乎所有我们培训或督导过的治疗师都报告过这种经验。也就是说，根据这个模型，治疗师不必解决丹的愤怒。此刻发生的事并不是一个"问题"。在认识到这种行为反应的功能后，治疗师以一种促进治疗的方式做出反应。请注意，这并不意味着她忽视丹的愤怒或在某种程度上否定他。通过面部表情和态度，治疗师认为他的愤怒很重要，同时提出了这样一种可能性：这实际上是丹应对其他更痛苦的感受的一种方式。

这也是团体工作真正增加 ACT 治疗力量的地方。也就是说，即便丹意识不到愤怒其实是他处理不适的一种方式，其他组员也很有可能理解并从互动中学习。观察他人行为的过程，能让组员很好地看到自己的行为中也存在同样的过程。

牢记本次治疗的首要目标将非常有帮助。在这样的时刻，治疗师会感觉很有压力，想要解决房间里发生的事情（如，减轻恐惧、缓解不确定性、解决困惑等）。治疗师的这种反应恰恰表明，压力之下的行为是有问题的。记住，治疗师不需要组员在应对方式上做出突然的转变，而是把它作为 ACT 的最终落脚点。在这一点上，治疗师只是简单地指出房间里的大象[1]——努力消除不同的想法、感受和感觉实际上并不起作用——并强调挣扎的痛苦。

丹 ： 如果没有意义，那我们还在这儿干吗呢？

治疗师： （停顿一下，充分思考）在这里我需要非常小心，因为我发现，我想让你们放心、想给你们答案，因为这能让你们感觉更舒服。你们体验到的一切让我感到很焦虑，以至于我无法安静地坐着。但也这就没什么两样了，不是吗？（走到白板前，在策略清单上写上"提供答案"。）我想说，是的，我们在这里做的事是有意义的。这是我们前进的方向。不过现在，我只想指出你们正在经历的痛苦挣扎。我在想现在我们是否能去面对它。

当更多的对话可能引发问题时，转向体验练习或隐喻可能是一个好办法。这样做不仅可以帮助治疗师强调控制策略的无效性，还可以避免她试图缓解团体中的不安。因此，治疗师引入了"洞中人"的隐喻，以说明控制或回避策略的无效性。

治疗师： 接下来我会用一个隐喻来帮助我们形容讨论的内容。想象一下，你的眼睛被蒙上了，而且不能取下眼罩。有人把你扔到一片土地里，对你说："去生活吧。"你出发了，但你不知道，那片土地上布满了洞。（停顿）如果你被蒙住眼睛在一片布满了洞的土地上游荡，你认为最终会发生什么？

玛 丽： 你会掉下去的！

治疗师： 是的，会掉下去。但是作为人类，你想要离开那里，于

---

[1] 明明存在却被刻意回避的问题。——译者注

是你在周围摸索并找到一个工具，只有一个工具。你找到一把铲子。（停顿）你开始挖呀，挖呀。（再次停顿）但是，当你在一个洞里这样挖，会发生什么呢？

丹：你让自己陷得更深了。

治疗师：（静静地坐一会儿，让大家思考）洞越来越深。（坐着）

治疗师：（暗示白板上的策略清单，继续说）你掉进了洞里，你一直在挖。（停顿）那么，我的话有没有给你们什么启示？你们可能会继续挖。那么现在，我想请你们看看，你们究竟在挖什么。

此时，治疗师已经完成了第一阶段的目标。她开启了团体的工作，完成了基本任务，并开始创造与 ACT 理念一致的治疗环境。她收集了组员心理灵活性的信息，并就他们为何陷入困境提出了假设。她帮助组员从有问题的控制或回避策略中跳出来，这些策略会阻碍治疗的进行。她帮助团体意识到这些策略的无效和代价（即，创造性无望），并努力避免让组员重蹈覆辙。

治疗师认为，她之所以能成功唤起创造性无望，主要是因为组员的反应。也就是说，组员表现出不知所措、困惑、有些害怕，而不是感到好奇。考虑到治疗所涵盖内容的意义——团体的目标并非追求控制或回避策略（而这正是他们以往希望追求的）——如果有组员愉快地说"好的，接下来怎么办？"这样的反应是值得怀疑的。当观察这些不同的反应时，治疗师要抓住机会，帮助团体以不同的方式应对这些体验。她静静地坐着，让自己充分体验治疗室里的一切（为团体做出示范），然后选择简单地结束本次治疗，注意不要因为突然改变的语气而影响当下。

治疗师：我想我们已经完成了今天的工作。下周二再见。

治疗策略： 在上述过程中，治疗师指出了回避策略的无效性，希望为新事物创造空间。为了使组员们更愿意接纳，她计划在下一次治疗中探讨过分控制的本质。具体来说，在第二次治疗中，治疗师计划进行一些团体讨论，包括以下几点。

● 试图控制不想要的内部事件（想法、感受、感觉）最终是无效的。

● 努力控制可能会产生矛盾的效果。

● 继续斗争的代价相当高昂。

接下来，治疗师想要明确地引入意愿。她计划进行心理教育，以介绍 ACT 中的意愿意味着什么，并通过体验练习来演示这一过程，为团体提供实践的机会。治疗师的脑海中有几个这样的练习，随着治疗的开展，她会选择要做哪些练习（以及做多少次）。

现在，欢迎来到第二次治疗。治疗师按照计划进行，但也充分认识到治疗策略可能随着治疗的开展而改变。

过分控制的问题

治疗师留意到，由于治疗间隔了一周，组员们对上次治疗中的大部分内容很可能已经记不清了。出于这个原因，治疗师在白板上重新列出上次治疗中产生的无效策略清单，以便组员们观看。（我们可以保留白板上的原始清单，在本次治疗中再次使用。也可以将清单写在纸上，以便在后续的治疗中发给大家。）治疗师首先要做的是回顾之前的内容。

治疗师： 上周我们回顾了很多过去尝试用来避免体验的办法（用

手指她的胸部来表示内部现象）。我想知道在上周的治疗中，你们有什么样的想法和感受。

巴　里： 老实说，我试着不去想。

治疗师：（表现出兴趣，理解地点点头）是的。（看了看策略清单）我想我们已经提到过了，对吧？是的，在这儿：不去想它。（加下画线表示强调）

吉　娜： 我都不记得我们上周说了什么！（治疗师在白板上加上"忘记"，然后等待组员们的其他反应。这并不意味着回顾结束——事实上她很快会继续。不过，就目前而言，这种反应能让治疗师将团体作为一个整体去认识。把这一点加到清单上也微妙地反映了"忘记"对吉娜的功能。）

治疗师：（在组员们分享了他们的各种想法和感受之后）然后我们来到了一个困难的处境，是不是？我们发现所有这些策略最终都失败了。（停下来和大家一起坐着，沉思一会儿）这就是我今天想要谈的：如果所有的努力反而是更大的问题呢？如果控制本身才是罪魁祸首呢？

在这里，治疗师重新定位了团体，重申控制或回避策略带来的困境。她明确指出，控制才是罪魁祸首，并准备开始进一步的探索。

现在，有问题的控制策略已经被被摆到了桌面上，接下来，治疗师想要和组员进行更全面的研讨。她希望组员们能越来越清楚地认识到这一策略的无效和代价，以便进一步为意愿铺平道路。下面的简单练习将表明这种控制是无效的。

这些数字是什么？
（过分控制的无效性）

这个简单的练习巧妙地指出了试图不去思考某一特定想法的固有困难。治疗师先选择三个数字（我们通常会简单地说："数字一、二、三"），确保组员们清楚是哪几个数字。然后告诉大家，在接下来的 1 分钟内，他们的任务是**不要**去想那些数字。人们几乎都会很快意识到，这个任务是不可能完成的。即使有组员说，"我做到了！"治疗师也能很快指出其中的矛盾："你怎么知道你做到了？因为你没有想……想什么？"（换句话说，指定的对象必然存在于想法中，个体才会知道自己没有在想它。）

（Hayes et al., 2011）

接下来，治疗师可以进行另一个练习，以进一步揭示过分控制的无效性。这个练习叫作"坠入爱河"，可以在附录的补充练习中找到。

这两个练习强调，试图控制想法和感受是无效的。而接下来的练习使用了"焦虑测谎仪"的隐喻，以证明试图控制焦虑的躯体感觉（也包括焦虑的想法和感受）是徒劳的。这也证明了控制的矛盾本质——个体越努力剔除某种想法、感受或感觉，它就会出现得越频繁。在团体中使用这个练习时，重要的是尽可能地邀请每位组员参与进来。

焦虑测谎仪

治疗师首先邀请一位志愿者（玛丽），假装把玛丽连接到一台极度敏感的"焦虑测谎仪"上。接着，她告知组员，这台测谎仪可以记录极其微小的焦虑。然后治疗师认真地告诉玛丽："你唯一要做的就是不要感到焦虑。任何事情都可以，但绝对不要有任何焦虑。"不出所料，玛丽和其他组员很快就会发现，这一指令的结果是焦虑加剧。治疗师开玩笑地让玛丽再努力些，而这当然只会增加她的焦虑。当觉得时机成熟时，治疗师会用严肃的语调让大家注意到，即使是在这种好玩、无害的练习中，个体也不可能消除焦虑。她提醒组员，在日常生活中，风险实际上要高得多，甚至也许到了"焦虑（或悲伤、不安全感、愤怒）不消失我就不能活下去"的程度。

（Hayes et al., 1999; Walser & Westrup, 2007; *过分控制的矛盾效应*）

引入意愿作为替代选择

一旦团体意识到不想要的内部体验，就可以考虑（consider）替代性方法。注意，我们使用了"考虑"这个词。也就是说，治疗师并不期待组员们突然停止控制或回避的策略，转而接纳不想要的想法和感受。相反，她现在的希望是，他们至少考虑把意愿作为一种选择。以下是她希望在这一核心过程中阐明的要点。

- 意愿是一种回应组员生活中的内在体验的替代性方式（而不是"正确"的方式）。
- 意愿是一种立场，而不是一种感受。
- 意愿不是让步。
- 意愿是一种可以培养的能力。

同样，单靠说教在这里不太可能奏效。幸运的是，在 ACT 的文献中有许多优秀的隐喻和练习，用容易理解的方式介绍了什么是意愿。事实上，我们更喜欢从下面描述的"拔河"练习开始。这个练习提供了从过分控制到愿意接纳的转变，因为它很好地阐明了这两种不同的观念。它也特别适用于团体场景，可以让每位组员都参与其中，并提供了体验式学习的机会。

拔河

（意愿作为一种选择）

治疗师计划进行这个练习，并带了一根绳子来。（可以用皮带和毛衣代替绳子。）

治疗师：（拿着绳子，站在大家面前）好的，我需要一位志愿者！（在大家对绳子的用途报以笑声和玩笑之后，巴里同意当志愿者。）

治疗师：谢谢你，巴里。（递给他绳子的一端。）我们要做的是拔河（治疗师与巴里拉开一段距离，这样组员们就能舒服地观察到）。你们都知道怎么拔河吗？（组员们点头）。所以你在那里（对巴里说），我在这里，我们之间有一道深深的鸿沟……一道无尽的鸿沟。（巴里点点头。）我将扮演你为之挣扎的东西。此时此刻，你对什么感到挣扎？

巴里：抑郁症。

治疗师：（慈悲地点点头）你觉得抑郁症的困难在哪里？在抑郁症的经历中，你觉得什么是痛苦的？［注意治疗师如何使用语言，她试图让丹不再把抑郁症当作自己身上的一件"东西"，或者某种程度上落在他身上的"东西"。治疗师巧妙地引导巴里更细致地观察自己的抑郁症经历。这进一步增强了他经验性自我的能力，也促进了认知解离和观察性自我的发展，这些能力将在第六章和第八章中得到更充分的探讨。］

巴里：（当开始意识到自己说的话时，变得更加严肃）我……就是觉得孤独，很孤独。

治疗师：（言语和非言语行为表现得与巴里意识到的相一致）是

的，孤独是一种相当痛苦的经历。（停顿片刻后继续）在
这个练习中，我将代表你的孤独（离巴里足够远，以便
让绳子拉直）。我就是一直让你挣扎的痛苦的孤独。（轻
轻拉一下绳子）

巴　里：（微微往后拉）好的。

治疗师：（更用力，来回拉扯；巴里也做同样的反应）这就是我们
一直在做的事情……有多久了？

巴　里：（看起来有点紧张）什么？

治疗师：你试图消除孤独有多久了？

巴　里：哦，很长时间了。

治疗师：有好几年了？（巴里点点头）你还记得你第一次产生孤
独的体验是什么时候吗？［注意用词的选择："产生……
的体验"］

巴　里：（变得忧郁）嗯……是的，很久以前的事了。（治疗师等
待着，一边握着绳子，一边时不时地拉一下。）我记得我
8 岁左右就有这种感受。

治疗师：（非常慈悲地点头，显然被巴里的话触动了）8 岁……真
的很久了！

巴　里：（看起来很难过）是啊。

治疗师：所以，我已经在你的生活中存在了很多年，而你一直
在为此挣扎。事实上，你已经尝试过各种各样的方法
（朝着白板上的策略清单点头），但我仍然存在（用力
地拉）。

巴　里：（用力往后拉）是的。

治疗师：（过了一会儿，继续拉）所以，这就是我们现在的处境。

巴　里：（看起来很难过）是的。

治疗师：（对大家）所以，这似乎不起作用。不停地拖拽、拉扯，

费尽力气让我离开。巴里已经这样做了好几年了（朝着策略清单点头）。正如大家所见，我们都可能在这里耗费数年。（继续拉绳子的同时，停下来让大家思考）看起来，大家一致认为这样做的效果并不好。有什么别的办法吗？

巴　里：我可以忽略你。

治疗师：（用力拉了一下绳子，巴里反射性地拉了回来）你试过吗？忽略你的孤独？

巴　里：是啊……（治疗师什么也没说，但继续把绳子拉紧。）

玛　丽：（突然插话）把绳子放下！

吉　娜：到她那边去！（巴里疑惑地看着治疗师。治疗师拉了一下绳子，面无表情地回望他。）

巴　里：（朝他们之间的"鸿沟"点了点头）所以，我要让步？

治疗师："让步"会怎么样？

巴　里：好吧，也许你就不会再困扰我了。

治疗师：所以，让步于孤独，这样它就不会那么困扰你了？

巴　里：是啊！

治疗师：（一边拉着绳子一边对大家说）谁能把这个加到我们的清单上？我是说，让步？

巴　里：（若有所思地）哦。

治疗师：是的。那是另一种形式的拔河，不是吗？让步，于是我变小，或者离开，这其实是用另一种方式与我斗争。

组员们：把绳子放下！（巴里犹豫地放下绳子。治疗师又拿起它，一言不发地递给巴里，巴里拿回绳子。治疗师拉了拉，巴里也拉了回来。）

巴　里：好吧……

治疗师：对，我们又开始了……

丹　　：把绳子放下！（巴里疑惑地看着治疗师，治疗师只是盯着他，然后他犹豫地放下了绳子。治疗师再次拿起绳子，递给他。）

玛　丽：别拿！不要接！（巴里犹豫了一下，但拒绝接过绳子。）

治疗师：等等，你确定你不想接这个吗？（巴里摇摇头。）但是，我需要你和我斗争！你不想再来吗？（巴里更肯定地摇了摇头。）

巴　里：不！

（治疗师对团体进行评估，确认组员们的情况。组员们点头微笑，表明他们赞同巴里的做法。）

治疗师：这很有趣。你扔掉了绳子——这对你来说是什么感觉？

巴　里：感觉好多了……我不需要再努力拉绳子。我好像自由了。

治疗师：（对组员，加重语气）是的，你不再处于持续的、疲惫的斗争中。但请注意，（提高声音，对巴里喊）我仍然——在——这——里！我是你的孤独，我还在这里！（在大家思考时停顿一下）

巴　里：是的，但我不跟你斗争了。你只是在那里。

治疗师：是啊！请注意：在房间里走一圈吧。（巴里在房间里走动时，治疗师跟在他身后。）我还在这里，但你不再深陷其中。（治疗师假装全神贯注地进行一场激烈的拔河，双脚固定、眼睛盯着想象中的对手。）你可以自由地去你想去的地方，只要你愿意放下绳子。我还在这里……（提高声音）有时很明显，（更轻柔）有时只是在背景中徘徊。（治疗师注意到巴里看起来很沮丧。）你怎么了，巴里？

巴　里：（沉重地叹息）我希望……我只是希望我没有这些。

治疗师：（非常慈悲地）是啊。（停顿一会儿）你经常有这样的想法吗？

巴　里：经常。

治疗师：好的。（非常温柔地）我们或许应该把这句话加到清单上："希望它消失。"我知道，我也有过这种想法，其他人呢？（每位组员都表示认同。）

巴　里：但那只会让我继续挣扎。

治疗师：是的。（更进一步）努力消除这些东西只是让我们困在这场赢不了的战斗中。我们的治疗是关于绳子的（指着绳子），关于与困难想法和感受的斗争，以及斗争的代价（再次假装拔河）。我们年复一年地进行这种斗争，与此同时，我们错过了什么？

玛　丽：我们哪里也去不了。

治疗师：（挥了挥手，示意治疗室和远方）生活正在与我们擦肩而过！

此时，治疗师感觉组员们已经接收到了她在这个练习中想要传达的信息。她感谢巴里，并请他重新回到团体中继续讨论。现在，团体已经对 ACT 中的意愿有了一些理解，她可以开始更全面的讨论。

我们喜欢在团体中使用这个练习，因为它非常活跃，很容易让每个人都参与进来。事实上，治疗师和巴里之间那种持久的、甚至是情绪上极度痛苦的斗争，只会让这一点更加明显。

我们还发现，ACT 中意愿的概念经常被误解。对治疗师来说，花一些时间评估组员如何理解她所说的话，这一点很重要。特别是，我们有必要强调以下两点。

- **意愿不是一种感受。**对治疗师来说，澄清接纳并非一种想要的感受，这很重要。就巴里而言，这不代表他想要孤独，或者想要其他不同的感受。相反，这是愿意接纳孤独的体验，包括自己对孤独的反应（如，不想要孤独）。治疗师可以帮助巴里和其他人理解，这与斗争本身——那根绳子——有关，而非鸿沟的另一边是什么。

- **意愿绝非妥协**。除了帮助组员理解意愿是一种立场而非感受，治疗师还需要帮助他们分清意愿与妥协或放弃的区别。选择"放下绳子"绝不是屈服或放弃，而是一种有意的、有力的行动。它是为了生存而选择不再参与一场无法取胜的斗争。

为了说明这一点，治疗师问巴里，当他意识到自己不必拿起绳子，即便"孤独"告诉他必须这么做的时候，他有什么感觉？不出所料，巴里说觉得自己被赋予了力量，并补充道："但要知道它还在那里，这很难。"最后这句话表明巴里理解了 ACT 中的意愿。意愿并不能让不想要的体验消失，但放弃挣扎会增加灵活性。

让我们再看看治疗师。此时，她已经引入了意愿的概念，从收集到的信息来看，组员们正在理解这个过程是关于什么的。请记住，在整个治疗期间，治疗师始终要积极寻找让团体转向意愿的方法。她会在任何可能的时候利用当下的机会，比如，她会问："你们留意到我们很快转移了话题吗？我想知道你们是否愿意和我一起坐着，观察发生的一切。"

如果时间允许，治疗师可以进行另一项关于意愿的练习。然而，她在对团体进行评估后发现，"拔河"练习似乎确实引起了组员的共鸣，更多的活动可能反而会削弱这种体验。她在思考下一次治疗，知道下一个核心过程是解离。然而，她也意识到意愿不是一种容易掌握的能力（对我们来说何尝不是呢？）。于是她决定缓一缓，通过"看着我（Eyes On）"练习（Hayes et al., 1999）来开启下一次治疗，以提供一个额外的当下的机会来练习意愿。

为了结束今天的治疗，治疗师让组员们关注他们当下的体验，观察出现的想法、情绪和感觉。她示范如何用这种方式接触当下，与他们一起安静地坐着，观察自己的体验。过一会儿，她说，无论出现了什么，他们似乎都能做到仅仅是观察和抱持他们的体验——意愿。她邀请大家在未来一周的生活中尝试这种方法，然后结束本次治疗。

接纳的临床考虑

过程与内容："创造性无望"是为了强调过程而不是内容。也就是说，在罗列组员们试图回避内在体验的策略清单时，重点并非策略本身（它们的内容或形式），而是它们如何发挥功能。它们为什么服务？有效吗？后果是什么？某个特定的策略可能在内容或形式层面上是"好"的（如，锻炼），但如果它以一种有问题的方式发挥功能（如，组员努力利用锻炼来回避婚姻紧张），那就值得深究。我们应该引导（而不是说教或诱骗）组员认识到，他们对控制的努力在生活中起到了什么功能。

时机：虽然有无数种方法来引入 ACT 的核心过程并进行工作，但我们喜欢从意愿开始，将有问题的纠正策略"公之于众"。在整个疗程中，控制策略会时不时地出现。我们发现，在一开始就把问题摆上台面，有助于团体在问题发生时及时识别。

显性干预与隐性干预：在本次治疗中，我们看到治疗师如何以行动而非讲解开启治疗。她示范了如何接纳治疗中发生的一切并仅仅是坐着，与组员们工作，为他们提供同样的机会（即，避免回答那些试图摆脱不适的问题）。通过"洞中人"的隐喻结束第一次治疗，组员们只需要坐在那里，看看自己对被困在洞里的反应。通过这些例子的铺垫，我们明确地引入意愿，作为 ACT 的一个目标技能。我们能够将以往的经历作为示例，在团体对意愿进行明确探索时，我们就能持续强调治疗中出现的机会。

体验与说教：治疗师着重通过体验式学习来引入意愿，并发展组员的这项能力。她唤起了一种情景（创造性无望），以帮助团体意识到无效的控制或回避策略带来的痛苦。同样地，体验练习远比说教解释有效。与其告诉组员"试图不产生想法，就会产生想法"，不如让组员试着不去想某些特定数字。这些简单的练习不仅是有效的启发工具，还为治疗增添了活力和灵感。

总　结

在这一章中，治疗师开始了 ACT 的核心工作。在完成了基本任务并为治疗设定了 ACT 的基调后，她带领团体体验创造性无望的过程，设法跳出有问题的控制策略，并强调了它的无效性。通过体验练习，她帮助团体理解了过度控制的问题，并引入意愿作为替代性选择。

这些为开放的体验铺平了道路，但随着生活的展开，组员还需要大量的技能。我们的头脑对于什么是好、什么是坏，什么能忍、什么不能忍有很多想法。这就是为什么 ACT 中的开放不仅仅包括意愿，还包括这样一种能力：在降低想法对我们的影响的前提下，与想法建立联系。在下一章中，我们将讨论如何在 ACT 中培养这些重要的能力。

第六章

认知解离

在第一章中，我们考察了想法的本质，以及我们如何"陷入"想法、活在语言的虚拟现实中，以至于其他所有的东西都被遮蔽了。事实上，我们的目标是帮助来访者看到想法究竟是什么，这样他们就可以根据自己的价值自由地做出选择。一个固有的挑战是，与想法融合的核心特征就是无法看到自己与想法融合！而这就是团体治疗真正发挥作用的地方。组员们可以观察周围人的想法，这有助于他们了解自己是如何与想法联系的。

在本章中，治疗师将引导团体用这种不同寻常的方式与想法建立联系。在接下来的两次治疗中，她将在团体中介绍认知解离的概念，以及如何帮助组员们发展解离的能力。我们将从为第三次治疗制订计划开始。在治疗师的计划中，一个重要的部分是评估团体迄今为止的进展。并且，正如我们在上一章中看到的，她决定在继续进行之前再花一些时间对意愿进行工作。我们将跟随她进行一个意愿的体验练习。

接下来，我们将看到治疗师如何向团体介绍认知解离，确保组员掌握发展这种能力的关键点。具体来说，我们将看到她如何运用心理教育、团体讨论、隐喻和体验练习推进工作，并跟随她参与随之而来的临床决策。我们将观察她如何将语言作为一种手段，帮助组员发现想法其实只是头脑的产物（而不是真的）。我们将在第四次治疗结束时，也就是治疗师评估团体进展并决定下一步方向后，对本章进行总结。

将认知解离付诸实践

在前两次治疗中，治疗师和团体针对意愿进行了工作。在第二次治疗结束后，治疗师感觉到，组员们已经领悟了她想表达的要点。但她知道，理解和行动是有差异的。经验同样告诉她，组员们会时常把意愿变成其他策略，例如"我要接纳这些，这样就能消除痛苦（减少烦恼）"。因此，她决定在第三次治疗中针对意愿进行更多工作，强调练习的机会，然后开始认知解离的工作。

> **治疗策略：** 在上一次治疗的末尾，通过治疗师的决策过程，我们了解到她计划在这次治疗开始时进行"看着我"练习，来强化意愿的概念。并且，她还密切关注治疗中可能出现的相关情境。她将利用本次治疗剩余的时间，或至少是下一次治疗针对认知解离进行工作。认知解离是一项不易掌握的技能，她发现要让组员们正确地看待语言在思维（或痛苦）中的作用，通常需要一整次治疗的时间。在本次治疗中，她打算向组员们介绍认知解离，并帮助他们学习观察自己的想法。她将提供初步的心理教育，介绍"观察想法而不是通过想法观察"的含义，然后将进行一二项练习，帮助阐明这一概念。她计划让组员们留意任何让自己陷入问题行为模式的想法，并且去观察它们，而不是融入其中。

治疗师以对组员们的欢迎和一个简短的正念练习开始第三次治疗。然后，她就目前为止团体涵盖的内容进行讨论，这既能引导团体的方向，又能为她提供重要的反馈。例如，她可以从组员们的各种反应中确定他们对意愿的理解（或误解）程度、他们是否仍然寄希望于控制或回避的策略，或者是否将意愿视为一种策略。她仔细地观察每一位组员，并收集有助于指导她决策的信息。

从意愿到认知解离

在讨论结束时，治疗师得出结论，尽管有些组员似乎比其他人掌握得更好，但总体而言，团体对过分控制的无效性以及将意愿作为替代性选择的含义表现出不错的理解。她认为这是一个从言语学习转向体验式学习的好时机，于是准备开始"看着我"练习（可以参考附录中的补充练习）。她将组员们分为两人一组，面对面坐得很近，要求他们凝视着对方而不说话。在练习中，她最感兴趣的是组员是否会参与其中。意愿的时机是指无论出现什么情况，组员都可以选择继续参与。咯咯地笑、挣扎、看向别处又看回来，这些都是需要关注的反应——而不是"错误"的迹象。事实上，在练习结束后，治疗师会指出，那些挣扎着但仍坚持练习的人表现出了相当好的意愿。

在随后与团体一起讨论练习时，治疗师会评估每位组员的参与程度。例如，她可能会发现，根据练习后的讨论，有一二位组员仍然坚定地将控制作为一种策略。在这种情况下，明智的做法是重新明确创造性无望以及控制才是更大的问题。然而，在这个例子中，治疗师观察到，所有的组员都成功地参与了练习，尽管感到不适，但他们仍继续与搭档互动。在随后的讨论中，组员们的发言也使她相信，他们开始理解并体验到 ACT 中意愿的含义。治疗师认为，他们已经准备好继续前进了。

引入与发展认知解离

在考虑认知解离这一核心过程时，治疗师的主要目标是帮助组员学会如何与想法产生联系，从而引向更灵活的行为。具体来说，她想帮助组员：（1）学会观察自己的想法；（2）学会将想法去文字化；（3）提高区分思考者与想法的意识。下面让我们仔细来看看。

1. **观察想法**：要想从想法中解离，首先要有观察想法而不是通过想法观察的能力。换句话说，要将想法当成想法观察，就需要暂时从中跳出来的能力。治疗师将在整个治疗过程中尽可能地示范这种能力，并帮助组员观察和谈论他们正在经历的想法。在治疗中进行正念练习（包括对想法的觉察），并让组员在每次治疗间进行练习也很关键。

2. **想法去文字化**：治疗师希望团体意识到，拥有想法与"相信"想法（即，把想法当成真的）之间是有区别的。在追求这个目标的过程中，治疗师将展示语言在思想和人类痛苦中所起的强大作用。她将试图证明，即使非常痛苦的想法也是语言的产物，以及我们是如何不切实际地将自己与想法联系在一起的。

3. **区分思考者与想法**：当组员开始学会注意自己的想法，并把想法作为体验的过程与自己联系起来，治疗师将通过语言引导他们关注思考者与想法之间的区别。这里也指向观察性自我的体验，尽管治疗师计划在稍后的治疗中再明确探索这个过程。此时，她只是想让组员注意到这一区别，作为一种促进认知解离的方式。

提升观察想法的能力

治疗师以直截了当的方式引入这个主题："让我们谈谈想法的性质。有人知道观察想法和通过想法观察的区别吗？"然后，她提供了一些区别的例子（"想一想'我是个失败者'和'我有一个想法，我是个失败者'之间的区别"），与组员们讨论这些区别，并强调，后者似乎没有什么意义。一旦组员理解了这种区别，她就可以引导他们进行"流水落叶"（Leaves on a Stream; Hayes, 2005; 参考附录中的补充练习），提供一个体验性学习的机会。治疗师可以告诉组员，这将为他们提供观察想法而非通过想法观察的机会，从而让他们为这项特殊练习做好准备。

完成练习后，治疗师会留给大家足够的时间。她会寻找示范与讨论的时机，比如，"我发现有一瞬间，自己完全跟随一个想法漂走了。"她还将示范如何保持对目标过程的专注，而不是沉浸在内容当中。

治疗师： 我想听听你在练习过程中的感受。

加　里： 我做不到。

治疗师： 那是你在练习过程中产生的想法吗？（加里点头。）所以，那个想法，我做不到，在某个时候出现了……你能注意到它并把它放在叶子上吗，还是说跟随这个想法一起漂走了？

或者另一种以过程为导向的回应。

治疗师： 所以刚才你在想，我做不到，对吗？（加里点头。）好的，现在让我们看看下一个想法是什么。（和组员们一起等待）

ACT 的文献中有许多精彩的练习，它们以不同的方式来发展认知解离。"流水落叶"关注的是注意到思维过程本身的能力。也就是说，组员们的任务是能够充分观察自己的思维过程，以便在想法出现时进行捕捉并清晰地表达出来。用这种方式看待想法是一个相当大的转变，治疗师想要利用这一点。下一个练习，"滑稽的声音"（Silly Voices; Hayes, Pankey, Gifford, Batten, & Quiñones, 2002），针对的是组员们的痛苦想法发挥作用的方式。当组员们逐渐意识到这些特定的想法如何运作，并且最终发现它们仅仅是想法时，观察想法的能力就会进一步增强。

滑稽的声音
（认知解离）

治疗师让组员们讨论语言和认知解离。她花了一些时间以确保他们很好地掌握它。然后，她让组员们回忆一个特别痛苦的、经常出现的想法，比如与"肥胖""懒惰""傻"或"不够好"有关的想法。她引导大家写一段关于这个想法的故事——就像为杂志撰稿一样——包括这个想法如何影响他们的行为和情绪。她告诉大家，这些内容将与其他组员分享，并给他们5分钟的写作时间。

接下来，治疗师让每个人轮流分享他们写的内容。她确保没有人尝试将他人从想法中"拯救"出来，因为这样只会增加组员把想法当真的可能。她让所有组员轮流阅读自己的故事，中间不进行讨论。她邀请大家注意房间里的感受。常见的描述是"沉重的""悲伤的"和"相联系的"。

然后，她让每个人再读一遍同样的故事，但这次要使用滑稽的声音。她让大家尽可能地发挥创造力，对于那些想不出用什么声音的人，她建议他们堵住鼻子或把拇指放进嘴里。

最后，治疗师会引导组员们讨论现在房间里有什么感受、为什么（指向刚才那些想法的功能变化），以及每位组员的个人体验。在这个练习之后，与团体的交流会很有力量，而且组员们此前不太可能体验过以如此轻松的方式对待痛苦的想法。

第三次治疗接近尾声，治疗师对讨论进行了总结。为了帮助组员发展他们在团体之外的技能，她邀请大家在日常生活中继续完成关于认知解离的作业。具体来说，她让组员们时不时地去观察并审视自己的想法，"就像站在河岸上一样"。她谨慎地补充到，在尝试这样做时，头脑可能会传递各种关于练习或关于做得如何的评价，而这些只是其他需要观察的想法而已。

现在，组员们学习了用不同的方式观察想法并与之相联系，治疗师希望在下一次治疗中加强这些技能。正如我们所知，这不是一项容易的任务。让我们来学习一下她在准备第四次治疗时是如何做的。

治疗策略： 在第四次治疗开始时，治疗师将邀请组员们去观察过去一周的想法。如果需要，她将提供更多的心理教育。然后，她打算把注意力集中在如何区分"观察想法"和"相信想法"上，同时，她想到有几个练习可以帮助传达这种区别。她将明确地讨论语言的作用，因为她相信这能帮助组员把与想法联系的过程看作一种行为——他们正在做的事情（这将减少他们对想法的文字化理解）。

像往常一样，治疗师会在治疗过程中寻找机会帮助组员识别并与想法解离。她预计，这些当下的例子将帮助团体理解想法是如何发挥功能的，以及如何通过与想法建立不同的联系来帮助他们放松。这些体验也将为她提供机会，指出思考者与想法之间的区别。

帮助团体学习如何将想法去文字化

在第一章中，我们讨论了语言的习得如何影响我们对关系的理解，如等同、比较、属于等，以及这种能力如何指导我们推断事物之间的关系，并将几乎所有的事物联系在一起。联系一旦产生，就无法被消除（如，试着忘记"苹果"是"水果"）。下面是治疗中出现的一个例子。

治疗师： 吉娜，你今天一直很安静。你有什么想和其他人分享的吗？

吉　娜： 没有。（停顿）我在团体里就是很少说话。

治疗师： 是什么让你不想说话？

吉　娜： 我只是觉得自己很无趣……我不喜欢被人评价。

在这个过程中，吉娜学会了"有趣"这个概念（反之是"无趣"），学会了"无趣"="糟糕"，然后做出联系："无趣"="我"="糟糕"。在许多回应的方法中，我们发现一个不太有用的方法是"你需要停止那样想，吉娜。"因为吉娜不能扳动开关去阻止这些特定想法。同样，"别担心，我们不会评价你的"或"但你一定有很多有趣的事情能说！"之类的回应也很可能是无效的。

理解语言的过程有助于弄清楚原因。我们发现某些联系是通过关系框架建立起来的（如，我是无趣的、被评价是不好的、我不能容忍）。然后我们会明白，抵制这些想法，比如鼓励吉娜不要有这些想法，或者用积极的描述来反驳它们，都不太可能奏效。此外，我们会发现这类策略实际上会让事情变得更糟，因为它们扩展了关系网络（如，我不应该有那样的想法，我应该更积极地看待自己）。

相反，让我们探索一些已被其他治疗师证明可能更有效的回应。例如，治疗师可以选择认可吉娜。

治疗师：我很高兴听到你分享了内心的想法，吉娜！没有任何有趣的东西可说，这种想法可能是相当痛苦的。

这两句话包含了很多内容。当然，它首先表达了共情，吉娜会知道治疗师在 ACT 视角下倾听了自己。通过指出这是吉娜正在经历的事情，她想法的**内容**（无论她是否有趣、无论其他人是否评价）在潜移默化中被削弱了。治疗师淡化了想法的内容，因此这种想法对吉娜的作用随后也可能发生改变。吉娜的想法依旧保持原样，但治疗师巧妙地指出：吉娜在团体中做了分享，尽管她有不想分享的感受和想法。治疗师专注于吉娜在做（而不是在想）的事，并从她体验的其他方面入手——当吉娜想到自己无趣时有什么感受。这促进了上次治疗中讨论过的接纳 / 意愿，以及接触当下的能力，这一点我们将很快进行探讨。事实上，这里提及了 ACT 的所有治疗过程（包括观察性自我、澄清价值和承诺行为），尽管治疗师还没有明确地介绍过它们。简而言之，这种简单的干预可以为 ACT 治疗的其他部分铺平道路。

对于吉娜的评价，另一个有用的回应可能是寻求其他组员的反馈。

> **治疗师：** 吉娜，分享这些想法是需要勇气的。我想知道团体中是
> 否还有其他人有过这样的体验——担心自己无趣或被评
> 头论足。

这种回应非常 ACT。因为这些想法和担忧并没有被视为不正常或
需要纠正的东西，而是被视为人类的一部分。比起围绕"我要让别人认
为我有趣"或"被人评头论足很糟糕"去改变观念，更有效的方法是将
想法的内容置于一旁，引导组员关注更宏观的体验。这种方式有助于
组员对接触当下和接纳/意愿（以及我们将要讨论的观察性自我）的领
悟。这种体验也能促进认知解离。也就是说，当组员谈论他们关于这些
想法的体验时，团体就会弱化想法的内容。通过观察想法，而不是使用
想法，组员们开始与想法解离。他们有效地破坏了语言规则，这些规则
往往会表现为各种担忧，比如：我不想说出来，因为我很无趣；或者我
会被评头论足，我无法应对这些。

对许多组员来说，有意识地观察想法通常是一种应对想法的新方
式。然而，能够观察自己的想法与理解想法传递的信息可能不是真的，
二者之间有一个重要的区别。吉娜可能会注意到这样的想法：我今天实
在是太抑郁了所以无法分享，但如果她仍然相信这个想法，她就会继续
被它束缚。ACT 中的语言很重要，因为它可以帮助组员了解他们最初
是如何产生这种想法的。治疗师引导组员看到，虽然想法的产生和对想
法的感受是"真实的"，但往往不是字面上的真实。

当治疗师将想法作为体验并进行回应时（如，"所以你认为事情永
远不会改变……你留意到随之而来的情绪了吗？"），想法的内容就不那
么重要了。治疗师没有把想法当作需要解决和纠正的事实，而是把它当
作更宏观的体验的一部分。需要再次注意的是，这可以在多个水平上完
成。例如，让一位组员从某个特定想法中解离，不仅为该组员提供了学
习的机会，还为团体中的其他人提供了学习的机会。治疗师还可以在元

水平（meta-level）上对整个团体进行引导："有没有人留意到，我们在过去几分钟里都在忙于解决问题？让我们暂停一下，看看现在我们的头脑在向我们传递什么。"

下列练习的一个重要特点是它们改变了语言的功能。这些练习让组员有机会直接体验语言功能的变化，关注他们与语言的关系是如何变化的。当他们用不同的方式体验语言时，就很难从文字上与语言产生联系。

"柠檬，柠檬"的解离练习，最初以"牛奶，牛奶，牛奶"的形式出现（Hayes et al., 1999），是一种备用的 ACT 技术（参考附录中的补充练习）。它为我们提供了一种标准，快速而有效地展示了语言的不同运作方式。具体来说，它告诉我们，我们可以使用语言毫不费力地创造出强大的虚拟体验。它也提醒我们，无论如何，我们只是在发出声音。就像很多 ACT 练习证明的那样，团体的设置确实能强化练习。尤其是在语言方面，组员目睹了语言如何与人类经历联系在一起——它如何引发我们的行为、如何导致人类的痛苦。

"滑稽的声音"和"柠檬，柠檬"之类的体验练习提供了一个直接与团体讨论语言功能的机会。我们有机会让组员体验语言功能的转变，为更明确地谈论语言本身、它如何工作以及人类如何以不可行的方式与其联系铺平了道路。下面的讨论是"坏杯子"隐喻的对话版本，大致基于海斯等人在 1999 年提出、韦斯特拉普在 2014 年详细介绍的练习。

治疗师：让我给你们举个关于语言的例子。（走过去，站在扶手椅旁）我们都同意把这叫作椅子，对吗？（组员们表示同意）我们也可以叫它别的名字。例如，在法国我们称这种椅子为"chaise"。（组员们点头）但那很随意——我们都同意把它叫作椅子。我们也以简单地叫它"thark"。好的，我们就这么做吧。我们都同意这是一个"thark"，好吗？所以，我可以在下周、甚至明年遇到你们，问你们"你最近买了'thark'吗？"你们会明白我的意思的！

（大家笑了）但这不是很了不起吗？我们认为这种能力是理所当然的，但看看我们在不到一分钟内做到了什么。我们为这个物体创造了一个全新的术语，"thark"这个声音有了新的含义——现在它的意思是这个物体（指向椅子）。

治疗师：（抚摸着椅子上的织物，接着说）我们一直认为这种东西叫作"织物"，而这个（碰了碰椅子腿）叫作"木头"。我们也可以叫它别的名字，但我们同意把具有这些物理特性的东西叫"织物"，把具有那些物理特性的东西叫"木头"。（组员们表示同意。）但如果我对你们说，"这是世界上最华丽的椅子。"（治疗师停顿一下，让大家思考这句话。）

某组员：这是一种观点。

治疗师：是的，很有趣。这很不一样，不是吗？"华丽"并不像"椅子""织物"或"木头"那样基于物理属性。"华丽"更多的是观察者和物体之间的一种相互作用。我们不能打开这把椅子，发现里面有种叫"华丽"的东西。"华丽"并不在椅子里。（该组员点头）但是听听我们是怎么做的："我不够好。"（治疗师故意使用先前在治疗中被来访者认为是最痛苦的想法。出于这个原因，她停顿了一下，让大家真正领会到这一点。）

治疗师：（继续说道）就像"华丽"不在这张椅子里，"不够好"也不在你的身体里。我们不能打开你的心扉，然后在什么地方发现"不够好"或"不足"。就像我们找不到"动力"理应存在、却又不存在的地方。事实上，我在宇宙中任何地方都找不到"不够好"！它在哪里？（暂停，让组员们仔细思考）但请注意，我们是如何与这些词联系在一起，就好像它们代表着一些真实的东西。我们与它们联系在一起，就好像它们真的在我们身上，而不是一些我们应用到自己身上的概念。

上面的讨论指出了语言的力量和随意性（如，"我们也可以叫它'thark'"）。我们还直接讨论了我们把语言具象化的倾向，以及把产生的想法与文字上的真理联系起来的倾向。达拉在她的著作《接纳与承诺疗法进阶：熟练从业者治疗优化指南》（*Advanced Acceptance and Commitment Therapy: The Experienced Practitioner's Guide to Optimizing Delivery*; Westrup, 2014）中提到，许多治疗师不会明确地与来访者探索语言的功能，而这可能会使治疗偷工减料。虽然表达起来有点费劲，但这项工作的作用非常强大。事实上，就在写作本章的前一天，达拉和一位与酒精成瘾做斗争的年轻来访者进行了一场与上述对话非常相似的讨论。作为曾经的教会成员，该来访者曾被教导如果不遵守教会的信条，那就是坏的（准确来说，是"邪恶的"）。他花费生活中大部分的时间与"我坏透了"（因为与教会有矛盾并且最终离开了教会，也因为酒精成瘾，等等）这个念头做无用的挣扎。当结束了关于"华丽的椅子"的讨论时，达拉发现他在哭泣：

达　拉：你怎么啦？

来访者：（泣不成声）"坏"并不在我身上啊！

"坏""好""足够好""不够好"之类的概念都是基于语言的，而非真正存在于我们身上。很明显，这是一个重要的观点。我们将在观察性自我的部分进行进一步探讨。

区分思考者与想法

ACT 核心过程的相互关联会随着治疗的进展变得越来越明显。以一种愿意接纳的态度接触当下、观察并与想法解离——所有这些能力共同作用、相互促进。这些都为如何区分思考者与想法铺平了道路。组员们将接触到观察者自我（Observer Self），一个把觉察带到当下的体验者，能够选择意愿、选择将想法当作想法去观察。

邀请组员在正念练习中观察自己的想法，就能引出观察者自我。虽然没有特别提及观察性自我，但治疗师会引导团体进行体验性觉察，将自己与想法区分开。例如，在"流水落叶"练习中，组员们被引导"站在岸边"，把叶子放在小溪上，看着它们随水流漂走。通过体验，组员们会发现，虽然拥有想法，但自己与想法是不同的。

随着第四次治疗接近尾声，治疗师在脑海中梳理了她想要传达的关于认知解离的关键点（如，观察想法而不是通过想法观察、想法去文字化、区分思考者与想法）。她的感觉是，组员们表现出了不错的领悟。通过治疗间的自我练习和剩余的疗程，组员们还有很多机会继续发展他们的技能。她决定结束本次治疗，并要求组员每天至少花几分钟观察自己的想法。

如何应对组员间的能力差异

现在我们来谈谈团体工作的一个固有问题——组员的能力差异。ACT 模型在这里非常有用。因为核心过程在每次治疗中都是紧密联系的，所以组员将有很多机会发展个人能力。治疗师可以推动团体向前发展，而不必担心把组员抛在后面。对于那些能够掌握更多内容的组员，她可以引入一些额外的核心过程并进行工作。然而，已经引入的过程将继续贯穿始终，为治疗师提供机会帮助组员提升能力。事实上，治疗师能够最大限度地利用团体的替代性学习，因为组员间会相互模仿，而且这适用于所有过程。

当然，这并不意味着我们总是在前进！选择与一位在困难中苦苦挣扎的组员工作，可能会很有启发性，正如刚才提到的——无论针对哪个过程工作，对所有组员都是有启发的（这里没有"谁掌握得更好"这一说法）。无论个体在挣扎什么（如，不愿接纳、与想法融合），这种挣扎在某种程度上很可能也适用于团体中的其他人。这里，我们可以再次考虑功能。例如，组员的回避在团体中有什么功能？讨论这种回避能照亮团体成长的道路，还是会导致整个团体陷入困境？当下发生的事情是正在讨论的核心过程的一种表现吗？这些假设为我们指明了前进的道路。让我们来看看第四次治疗中的一个例子。

> **治疗师**：（注意到丹看起来很紧张，他交叉双臂，又伸开，叹息着）丹，我想知道你现在遇到了什么事情。发生了什么呢？
>
> **丹**：你是说，我在想什么？
>
> **治疗师**：嗯，是的。你现在有什么想法？
>
> **丹**：我只是今天心情不好。
>
> **治疗师**：所以你有一个想法，"我心情不好"？
>
> **丹**：我心情不好。
>
> **治疗师**：发生了什么……
>
> **丹**：（打断）我今天过得很糟。我的老板真是个浑蛋！
>
> **治疗师**：嗯。听起来你正在处理这些想法，你的老板是个浑蛋……
>
> **丹**：（再次打断）他就是个浑蛋。
>
> **治疗师**：你能发现，这是你关于他的一个想法吗？
>
> **丹**：这不是想法，这是事实。
>
> **治疗师**：（理解地点点头）是的，这便是棘手的地方。不管你的想法是100%、90%还是10%准确——不管你的老板是不是一个浑蛋，这都与事实无关。这与你是否能注意自己的想法，并把它们看作在特定时间出现在头脑里的东西有关。甚至此刻在座的各位都对这次讨论有自己的想法。有人能觉察一个想法并分享给大家吗？

　　在这里，治疗师正在利用团体作为一种学习的方式。她从一对一的讨论中稍稍退了一步，激发其他组员的参与，并将集体经验作为一种学习机制。这一举动也有助于避免与丹陷入对错之争——她觉察到，当试图帮助丹从关于老板的想法中解离时，丹有点陷进去了。通过让讨论一般化，她希望丹能够理解她的意思。在丹开始从想法中解离前，可能需要多次这样的干预。无论如何，整个团体都可能在这次交流中有所获益。

认知解离的临床考虑

　　过程与内容：认知解离的工作主要着眼于过程，而不是内容。重点是持续体验，而不是关注想法的内容。想法是我们感兴趣的对象，而不是像事实那样，需要以某种方式被解决、纠正或掌控。

　　时机：请记住，治疗师在治疗中需要经常示范这种能力，从而为整个治疗过程铺平道路："我有一个想法，我正为此挣扎并与之纠缠不清。如果这么说，你可以理解吗？"同样，治疗师从一开始就致力于帮助组员观察想法。简单的提问如"那件事发生的时候，你的头脑里出现了什么想法？"或者"听起来你有一个想法，你觉得自己做得不够好"，都是微妙但有力的干预。根据我们的经验，在明确讨论认知解离前的很长一段时间里，组员们就已开始用这种方式说话了。他们可能会这样说："好吧，起初我有一个想法，我老婆很唠叨，然后我意识到自己开始生气了。"这位来访者可能并没有完全理解他刚才所说的话：至少有那么一瞬间，他在观察想法，而不是通过想法观察。也许他还没有意识到，这样做能给他带来更高的灵活性。但尽管如此，他已经开始做出一个重要的转变：我们可以通过简单地比较"我老婆很唠叨"和"我有一个想法，我老婆很唠叨"这两句话的声音和感觉差异，来实现认知解离。

　　也就是说，在 ACT 团体中，我们希望在早期就引入认知解离。主要原因是这意味着想法支配行为的程度。当个体思考为什么这样做不行时，就很难以新的（价值导向的）方式行事。如果一个人迷失在想法中，那么他将永远无法获得比想法、感受、感觉更宏观的体验自我的能力。这就是为什么认知解离属于 ACT 的第一支柱：开放，因为它有助于为其他工作铺平道路。

显性干预与隐性干预：这一临床考虑与时机密切相关。我们已经讨论过治疗师如何在治疗的开始使用一些不明显的认知解离技术（如，"我有一个想法是……"）。而现在，是时候更明确地聚焦了。为了做到这一点，我们可以提供心理教育，并发起相关讨论，如思维的过程、观察想法而不是通过想法观察，以及语言在思维中的作用，等等。

体验与说教：与所有的核心过程一样，重点是行动，而不仅仅是理解。正如治疗师所展示的，我们可以利用示范，指出在治疗过程、正念练习和其他旨在观察与解离的体验练习中出现的、当下的想法的例子。

总　结

在本章中，治疗师解决了想法这一棘手现象。在认识到想法对组员的生活有强大影响的同时，她也付诸实践——揭示语言的作用，并帮助组员以一种不妨碍生活的方式与想法建立联系。她从三个不同的角度对想法进行了探讨：（1）作为一种可以被观察的过程；（2）作为语言的产物，而非字面上的真相；（3）作为一种现象，区别于思考者本身。为了做到这一点，她运用了大量 ACT 的技术：此时此地、直接讨论、隐喻、正念以及其他体验练习。

尽管在能够轻松地与想法解离之前，组员们可能还需要很多练习，但至少，他们现在知道要做什么，治疗师也确定他们已经准备好继续前进。在下一个支柱中，团体将涉及两个核心过程，帮助组员更充分地理解这一切。现在，让我们进入 ACT 的第二个支柱：专注。

第七章

接触当下

　　本章的重点，接触当下，是构成 ACT 专注支柱的两个核心过程中的第一个。我们已经研究了语言的习得如何造就言语的虚拟现实，而这种虚拟现实掩盖了经验的其他方面。简而言之，我们的想法具有不可思议的吸引力。它把我们拉进一个已经不复存在的过去，让我们花费几天甚至几年的时间重温不愉快的时刻，去探究事情可能会有什么不同。它把我们拉向未来，结果是我们为尚未发生（也可能永远不会发生）的事情感到担忧和烦恼。甚至在当下，我们的头脑也被各种预测、评价、分类和解释占据，以至于错过了真正属于我们的唯一时刻：现在。在 ACT 中，我们的目标是增加与当下的接触。我们不仅要提高对正在发生的内部体验（想法、感受、身体感觉）的觉察，还要提高对物质环境中正在发生的事情的觉察。我们希望来访者能够充分接触到充满活力的、丰富的当下（当然，也包括痛苦）。

　　在上一章中，我们的假想团体已经学会了如何从想法中解离。治疗师已帮助组员把想法作为一种持续的过程来观察，现在她将把这种觉察带到体验的其他方面。我们将看到她如何利用练习来发展组员接触当下的能力，又如何与团体开展明确的讨论。她将继续利用治疗中当下的机会，帮助组员开发技能并理解由此带来的灵活性的增加。组员将学会把觉察带到当下的每一个行为中，并开始理解带着这样的姿态去生活可能会带来什么。我们将通过本章，讲述治疗师如何为 ACT 专注支柱中的第二个过程——观察性自我——铺平道路。

将接触当下付诸实践

当计划第五次治疗时，治疗师考虑了团体在治疗中的整体进展。总的来说，治疗是积极和投入的——所有组员都参与了团体练习和讨论。她留意到，当不适感出现时，组员们越来越多地选择去面对，带着不适感坐着——意愿的能力正在不断发展。她发现，几乎所有组员都时不时地展现出一种正在进行的控制策略。例如，巴里最近说，如果能"弄清楚如何减少自我意识"，他就会开始去健身。这种现象与治疗师引入ACT时的经验是一致的，即，控制策略永远不会完全消失。因此她的策略是，在试图控制或回避不适感的欲望出现时予以指出，并强调当下正是愿意接纳的时机。一些证据表明，这么做是有效的，因为组员们越来越能够意识到他们在试图控制或回避不适感。并且，在大多数案例中，这种觉察会转变为对意愿的尝试。

至于认知解离，组员们展示了观察并表达想法的能力，开始将想法作为一种可以体验的东西，而不是认为它们固定不变（或对其盲目追随）。这些能力也许需要进一步的提高，但治疗师认为团体在这些方面已经有了一个足够好的开始，因此，是时候继续向前迈进了。

在治疗的这个部分，治疗师有以下具体目标：（1）确保组员们首先——从言语上和体验上——理解"接触当下"的含义；（2）建立将注意力灵活指向体验的各个方面的能力；（3）帮助组员感受接触当下带来行为上的自由；（4）指出观察者的观察姿态（体验观察性自我）。让我们来具体看看这些目标。

1. **接触当下**：治疗师的目标是帮助团体觉察并投身当下。这将继续帮助组员建立意愿的能力，并打破关于什么可以、什么不可以体验的言语规则（即认知解离）。她想要确保组员明白，接触当下并不是另一种控制策略——就好像一个人学着在生活的变幻莫测中漂浮，去觉察，而不是感受。她将引导团体观察并充分体验出现的情绪，以及各种身体感觉。接触当下包括意识到自己和他人的行为——追踪个体在当前环境中实际发生的事情（而这可能与头脑中的想法毫无关系！）。

2. **注意力的灵活指向**：治疗师希望团体能够理解，如何有意识地将注意力引导到自己选择的目标上。例如，在ACT中进行正念练习，并不是为了放松或达到某种其他状态。相反，它是为了建立一种能力——将注意力灵活地指向当下的想法、感受和感觉。

3. **行为灵活性**：就像学习以不同的方式与想法建立联系，组员们也可以用一种解放行为的方式去抱持非常痛苦的情绪或不适的感觉。治疗师希望帮助团体明白，他们可以去观察——并充分体验——付诸有效行动时所产生的各种想法、感受和感觉。

4. **觉察谁在觉察**：治疗师在认知解离部分指出了思考者与想法之间的区别。当她通过体验练习来发展组员接触当下的能力时，这种区别将扩展到体验者和体验的关系上（不仅包括想法，还包括感受和感觉）。这将使团体能够更好地致力于下一个核心过程，也就是第八章将要讨论的观察性自我。

治疗策略：治疗师会以专注于接触当下的正念练习开始第五次治疗。她计划就这个练习进行讨论，创造机会评估组员对接触当下的理解，并根据需要提供进一步的心理教育。她想在练习上花尽可能多的时间，并构思了几个体验练习。她希望随着治疗的展开，组员们能反馈接触当下的一些好处，并寻找机会予以强调（如，活力感、真实的联系、行为的灵活性）。作为家庭作业，她邀请组员们在接下来的一周中每天坚持正念练习。在本次治疗的最后，通过对团体的评估，她将决定是否在第六次治疗中引入观察性自我。

发展接触当下的能力

治疗师对团体表示了欢迎，然后很快进入正念练习。和团体一起练习，不仅可以证明她和组员一样是普通人，更是出于实际的考虑。这么做可以帮助她在指导团体冥想时，掌握指导语的时机与内容。（示例练习可以参考补充练习中的"接触当下的正念冥想"，详见附录）。和往常一样，治疗师会在练习结束后与团体进行探讨。

治疗师：我们来谈谈这个练习。你们都能跟上我吗？（组员们点头。）你们在做这个练习的时候观察到了什么？［注意治疗师在这里的措辞。她没有使用"你们感觉怎么样？"或者其他类似的提问，从而引出"感觉好/不好/还行"等类型的评价。相反，她直接问他们在练习中体验到了什么。她的举止也表明，她希望组员们积极地观察自己的体验——她看着所有组员，显然是在等待回应。］

玛　丽：太难了！我觉得我做得不好。

治疗师：你在练习的时候就有"我做得不好"这个想法？还是说这个想法刚出现？

玛　丽：（想了想）都有。我在练习的时候就在想，当你问这个问题的时候又想到了。

治疗师：这个想法是"我做得不好"？

玛　丽：是的。我试过，但就是没用。

治疗师：嗯。你说的"没用"是什么意思呢？［这里，治疗师在处理内容。也就是说，她可以继续帮助玛丽追踪她在练习中的体验，比如问："那个想法在练习中也出现过吗？"然而，她怀疑团体中的其他人也有类似的体验，因此强调这点可能是明智的选择。她提问是为了引出更多相似的内容，这样就可以和团体一起探讨了。］

玛　丽：我没法放松。我试过了，但注意力总是转移到其他事情上。

治疗师：（对大家）你们知道，我今天也有点心不在焉。其他人也是这样吗？（大多数组员点头。）我很好奇，团体中还有其他人有类似的想法吗？觉得自己做得不好？（几位组员举手。治疗师点头，示意"是的——这就是想法"。）

通过最后的这些探讨，治疗师旨在帮助组员提升觉察体验的能力，并通过指出"这就是想法"来进行认知解离。事实上，这种简单的干预指向了接触当下、意愿、认知解离，以及我们很快就会讨论的观察性自我。

治疗师：（对玛丽）然后呢？"我做得不好"，这个想法出现了……你留意到接下来发生了什么吗？［治疗师继续帮助玛丽——以及整个团体——建立追踪每时每刻发生的事情的能力。治疗师引导玛丽追踪她在冥想期间的体验，并与当下的体验联系起来。她们一起处理了这个过程。］

玛　丽：我生自己的气。然后就放弃了。

治疗师：啊，是的。你还记得接下来发生了什么吗？比如，当你决定停止尝试后，你有什么感受？［治疗师利用这个机会强调了选择。也就是说，想法并非原因。想法本身并没有让玛丽停下来。她产生了想法，但后来选择了停止。］

玛　丽：我生自己的气。我永远也做不好。

治疗师：嗯，听起来很痛苦……我想知道，你现在感觉到了吗？（玛丽点头。治疗师慈悲地点头回应，然后安静地坐了一会儿，给玛丽和团体里的其他人提供了一个机会，让他们觉察并抱持治疗室里发生的一切。）

治疗师：（最终继续）让我们看看我的理解是否正确。你留意到，当试着集中注意力时，你放松不下来……你的头脑会传递一些信息吗？比如，应该怎么放松？

玛　丽：没错。（提高了声音）就像是，加油啊玛丽，放松点！（玛丽突然和大家一起笑了起来，意识到这听起来是多么的滑稽。）

治疗师：（也笑了）是的，我要试试。各位，当数到三的时候，我会告诉你们要放松，准备好了吗？（每数一次都提高音量）一……二……三……放松！！！（笑声）

治疗师：这里需要注意的重点是，正念不是为了放松。放松可能会在某个时刻出现，也可能不会。正念是关于觉察那里有些什么……觉察并放下防御。听起来玛丽有走神的体验、有对放松的渴求和努力、有无法放松意味着什么的想法、有对自己生气的感受，等等。听起来像是，一方面你觉察到自己身上发生的事情，另一方面你又陷入了头脑中关于正念练习的评价。

玛　丽：是的。

治疗师：（对大家）这听起来很熟悉，不是吗？（组员们马上点头。）是的，我也一样。重要的是，正念包括觉察到那些。也就是说，就像不试图强迫自己去体验某些东西，例如放松，我们也不试图阻止头脑向我们传递想法。我们要发展自己的能力，将想法作为当下经验的一部分来观察。

玛　丽：我明白了。

治疗师：有时候，人们认为"觉察并放下防御"意味着"觉察而不被干扰"。这是另一种试图强迫自己的方式，而不是单纯地觉察。所以，你可能觉察到紧张，然后你的头脑给出一个即时的评价。你会对此做出反应，比如感到沮丧。

我们也不试图让那种感觉消失，而是觉察那种反应是你当下体验的其他方面。

在这个干预中，治疗师向团体阐明了 ACT 中的正念是什么、不是什么。她帮助组员们从经验上接触当下，体验并追踪正在经历的事情。即使在讨论玛丽分享的内容时，她也始终关注当下。也就是说，她帮助组员们觉察练习中的体验，同时自己也觉察（并引导组员觉察）讨论中发生的事情。

如果治疗师愿意，她可以选择带领团体进行另一项简短的正念练习，以强调讨论中提出的要点。但治疗师感觉，目前团体已经充分掌握了一些东西，准备好进入下一步了。

构建灵活的注意力

有意识地将注意力指向体验的不同方面，这种能力将有助于组员们发展 ACT 的核心目标——心理灵活性。随着组员们越来越能从想法中解离出来，他们关注和回应其他信息的能力也在提高。让我们以设想的组员加里为例。

治疗师很早就注意到，加里似乎总是坚持自己是对的。治疗师建立了一个假设（得益于关系框架理论）：对加里来说，犯错 = 愚蠢 = 不足 = 不好。治疗师假设，加里在团体中的人际行为受限于这些习得的言语规则——换句话说，他要确保自己是对的，这样他在本质上就是"好"的。如果治疗师的假设是对的，那么加里就会自我强化自己的行为。也就是说，他确保自己遵守这些规则（对的就是好的），这样规则就永远不会被推翻，并会继续控制他的行为。

治疗师帮助加里学着觉察此刻的想法，比如，我有一个想法是"我需要证明我是对的"，或者"我是唯一知道自己在说什么的人"，或者"丹想让我难堪，所以我要赢过他"。治疗师希望改变想法对加里的作用，使它们不再是必须遵守的规则，而是可被觉察的东西。此时，治疗师帮助加里扩大觉察的范围，不仅限于头脑传递给他的东西，还包括情绪和感受（如：我感到压力很大、焦虑、紧张）以及身边真实发生的事情（如：玛丽看上去感到无聊；吉娜看起来很焦虑；丹表现得好像他想结束对话）。

如果可能，治疗师会向团体寻求反馈，以加强这种追踪。比如，"丹，我想知道你和加里在刚才的交流中体验到了什么。"这样做的目的是扩大觉察，帮助加里学会对自己的想法持谨慎态度。他可能会认识到自己行为的后果，而不是被头脑中言语建构的虚拟现实支配。例如，他可能会逐渐意识到，是自己的行为使团体中的其他人疏远自己。他可能会尝试一种新的行为（如，"好吧，我明白你的意思"），并注意到实际结果与预想结果的差别（如，丹看起来很惊喜，没有说任何话来"激怒他"，其他组员也在微笑，他依然"还好"）。

接触当下的好处

在初始治疗中，治疗师向团体提到，ACT 的一个目标是"充满活力地生活"。随着组员们从回避转向意愿、学会从想法中解离、增加与当下的接触，他们可能已经开始体验到当下生活带来的活力。现在，治疗师想要让大家留意到，以这种方式投入生活可能带来的一些好处。

治疗师：丹，我想知道，刚才在谈论女儿时，你想到了什么……

　丹　：我真的很担心她们，你知道吗？

治疗师：是的，我知道！好像你刚才触及了什么……（等待）

　丹　：（挣扎了一会儿）这真的很难……（治疗师保持沉默，最后丹继续）我真的很在乎她们，你知道的（突然哽咽）。（治疗师并不着急，只是和丹以及其他组员坐在一起，接触当下的感受。）

治疗师：（尊重地点点头）我明白。事实上，现在让我们对这一切表达尊重（示范如何适应这种体验）。让我们觉察并抱持当下出现的东西。（治疗师闭上眼睛，以便更好地接触房间里的情绪，丹和团体里的其他人也这么做。）

治疗师：（在停顿很长时间后继续）觉察你的担忧和恐惧……觉察你如何陷入这种对女儿的担忧……觉察恐惧的背后是对她们深深的爱……现在向前一步，看看如何充分地体验。（丹这么做时，治疗师沉默了一会儿。她迅速地环顾房间，发现他的脸上流过一滴眼泪，治疗室里的其他人显得很感动。然后她继续）觉察一下，它就在那里，我们可以抱持它。我们可以用一种对待好事的方式去抱持我们的担忧和恐惧。爱、快乐、亲情……所有这些，就在这里，这就是生活的丰盈。（治疗师和组员们安静地坐着，然后邀请丹做几次呼吸练习，并感谢他愿意接纳。）

治疗师感觉练习对团体产生了影响。组员们看起来很感动，并且深受启发。她认为这正是练习中不言自明的时刻，任何的言语加工都可能削弱这种体验。不过，她确实还剩一点时间。她决定做另一个快速的练习，同样表明当我们把注意力放在当下时，可以获得更多的信息。这个练习叫作"觉察房间"（接触当下的益处），可以在附录的补充练习中找到。

区分体验者与体验

治疗师希望能温和地说明，正如思考者与想法之间有区别一样，体验者与体验之间也有区别（如：我们不是想法，而是拥有想法；我们不是焦虑，而是拥有焦虑的体验）。治疗师知道，随着团体进入观察性自我的核心过程，这一点将得到扩展，所以她不会花太多时间去详细讨论。相反，她会抓住以下机会。

玛　丽：我整个周末都很沮丧！满脑子想的都是我在浪费生命。

治疗师：这个想法整个周末都在浮现吗？

玛　丽：几乎如此。我的意思是，有时它也许不出现，但我什么都不想做！

治疗师：听我说，玛丽，我们一起关注一下你说的话。我知道这对你来说是一段痛苦的体验。但我想知道你能否用我们刚才在讨论的方式谈谈？还记得我们讨论过，是我们拥有想法，而我们并非想法本身吗？

玛　丽：是的。所以……我有一个想法，我在浪费生命。

治疗师：正是如此！毫无疑问，这是一个艰难的想法——痛苦的情绪也随之而来，但它仍然只是你正在经历的体验。

玛　丽：是的，我发现了。不知怎么的，似乎感觉好点了。也许不是，但是……没那么难受了。

治疗师：以这种方式使用语言能够提醒我们，我们不等同于这些痛苦的想法，而是我们体验着这些想法。我们是思考者，而不是想法本身，（玛丽点头）而且不仅仅是想法。所有出现的情绪、身体感受，这些都是体验。我们是体验者，而不是体验本身。

　　治疗师对团体今天的参与感到满意。根据组员们在练习中的行为以及在治疗过程中的发言，治疗师认为他们至少已经开始建立接触当下的能力了。她最高兴的是，组员们对治疗中自然出现的事物表现出越来越强的能力。他们的一些发言表明，尽管有一些让人不舒服的事情发生，他们还是选择接触当下。

　　在这个时间点，治疗师开始试着进入观察性自我的部分，但她也在考虑一种引导意象冥想——施受法冥想（the Tonglen meditation，可以在附录的补充练习中找到），她觉得这个练习也许对团体有用。然而，本次治疗剩下的时间不多了，所以没有必要操之过急。她还感觉到，组员们在本次治疗中已经学到了很多东西，可能需要消化一下。她决定提前几分钟结束。在结束之前，她邀请组员们继续实践今天治疗的内容。

> **治疗师：** 我想鼓励大家在生活中尝试我们今天所做的。也就是说，看看你们是否能偶尔活在当下、留意并观察想法、觉察出现的感受和感觉。看看你如何充分地觉察和体验你所处的世界……就像今天我们在治疗室里花了几分钟的时间去接触各种等待被觉察和感受的事物一样。看看你的世界里还有什么在等待着你，准备好真正地去发现，准备好充分地去体验。

接触当下的临床考虑

过程与内容： 我们发现，在接触当下时，更容易避免陷入内容，原因很简单：工作的重点明显是觉察（而不是回答、处理、解决）。我们特意指出，接触当下是一种能力——它没有终点。

时机： 同样地，将接触当下视为一种技能，可以指导我们何时以及如何进行正念练习。随着组员技能水平的提高，从更短、更基础的正念练习开始，到更长的练习（包括"引导意象冥想"），这样渐进的过程很有用。我们还安排了治疗间的每日正念练习，并定期检查组员的进展。

显性干预与隐性干预： 一直以来，组员们都在学习接触当下。对治疗中当下的体验（如，想法、感受、感觉）予以示范和强调，能帮助组员提升他们对持续体验的觉察。在治疗的这一阶段，我们倾向于更明确地谈论正在做的事。

> **治疗师：** 我想从正念练习开始。我将邀请你们在练习中把注意力转向不同的事情——例如，我可能会让你们觉察自己的

想法，然后是任何出现的情绪。我会请你们觉察自己的身体以及可能产生的任何感觉：声音、气味、房间的温度。关键是要注意，我们可以做到——我们可以随时把注意力放在我们选择的地方。

随着越来越多的核心过程在团体中被明确讨论，我们可以重温先前的练习和隐喻，作为联系治疗的纽带。

治疗师：还记得几个星期前我们做过的"对视"练习吗？（组员们想了一会儿，点点头。）这就是我们正在做的事情的一个例子。也就是说，你们的头脑在那个练习中会"发疯"，向你们传达关于练习的各种事情。你们的身体发出各种各样的焦虑信号，你们傻笑、冒汗……然而，你们依然能将注意力指向当下，指向正在参与的练习。即使发生了这些事情，你们依然能够把注意力放在搭档的身上。这是非常强大的东西。

体验与说教：在这个阶段，我们很容易从体验性治疗转向针对核心过程的说教性讨论（如，意愿、认知解离、接触当下）。某些情况下，在进行练习之前详细说明练习的目的，这会很有用，因为提前强调重点往往有助于团体的学习。在其他时候，直接进入练习更有效，这样体验性学习就会自己发声。（这里没有对错之分——我们尽最大的努力评估当前的环境，并做出最好的决定。如果一个观点或练习似乎没有像预期那样被接受，我们可以引入另一个练习或讨论团体正在发生的事情来改变方向。）体验性治疗通过向团体示范如何接触当下并创造模仿的空间而得以继续（如，不是用语言来描述，而是单纯地让这个时刻存在）。

总 结

在这一章中，我们跟随治疗师和组员们探索如何接触当下。必须在开始就澄清这个核心过程的含义，治疗师直接处理了这个问题，也通过练习提供了接触当下的机会。她强调了用这种方式引导注意力的灵活性和目的性，并帮助组员意识到接触当下带来的一些好处。她说明了"体验者"的概念——一个拥有想法、情绪和感觉的人（但区别于想法、情绪和感觉本身）。本质上，她强调了一个从治疗开始就在发展的过程，明确地讨论并促进体验式学习。她已经准备好进入专注支柱的下一个核心过程——观察性自我。

第八章

观察性自我

在本章中，我们的团体将学习 ACT 的另一个核心过程：观察性自我。这种能力的培养对心理灵活性的提升具有重要作用。例如，想想关于意愿的挑战。治疗师引入了意愿，作为对抗不想要的想法、感受或感觉的一种替代选择。但这是多么过分的要求啊！不难想象，团体中有些组员曾经历过绝望得不想活下去的时刻。我们可以猜测，也许至少有一位组员因自我厌恶而影响了日常生活；也许另一位组员的记忆实在是过于痛苦，哪怕是一点点的暗示都会引起恶心和恐慌。即使在治疗师自己的生活中，如果感到恐惧或痛苦，她也会立即回避。那么，究竟是为什么，当面对该死的困难时，组员们要选择意愿？

观察性自我的能力提供了一个立足之地、一种稳定的自我感觉，即使是最痛苦的想法、感受和感觉也不会构成威胁。在本章中，我们将演示治疗师如何帮助团体接触这种体验自我的方式。正如第一章所讨论的，ACT 关注自我经验中的三个方面：经验性自我、概念化自我和观察性自我。在接下来的章节中，我们将看到治疗师如何通过这些不同但彼此相关的过程来引导团体。她将明确地探讨体验观察性自我的能力，也将通过治疗中即时的示例和体验练习来帮助组员提升这方面的能力。

将观察性自我付诸实践

治疗师一直期待着和团体一起进行观察性自我的工作。她的经验是，当组员完全理解并从体验上接触到治疗的这一部分时，就会发生翻天覆地的变化。然而，她也知道，这通常是最难学习的核心过程。她觉得团体已经准备好了，尤其是组员们认知解离的能力越来越强。（根据她的经验，如果一位组员无法发现和观察想法，他（她）将很难进入观察性自我的过程。）治疗师已经安排了至少两次治疗来针对观察性自我进行工作，并准备在有需要时花更多的时间关注这部分内容。

治疗策略：治疗师计划以另一个正念冥想作为第六次治疗的开场，引导组员们将注意力指向个体经验的不同方面。（然而，出于篇幅考虑，我们不在这里介绍这种练习。请参考附录中的补充练习"构建灵活的注意力"。）她想将这种练习当作一个平台，将意愿、认知解离和接触当下更明确地与经验性自我的能力联系起来，然后打开观察性自我的大门。她计划通过讨论和体验练习来阐述自我经验的两个方面：经验性自我和观察性自我。

治疗师在第六次治疗中有以下目标：（1）继续提升经验性自我的能力；（2）促进灵活性，而非坚持僵化的概念化自我；（3）培养观察性自我的能力。下面我们将更仔细地考虑这些目标。

1. **体验经验性自我**：团体发展这种能力已经有一段时间了。学会觉察和从想法中解离、学会关注个体此刻正在经历的事情，这些都需要经验性自我的能力。治疗师打算继续引导组员将注意力指向当下正在经历的事情上，同时还要觉察到注意本身。她计划在正念冥想和其他体验练习中，以及治疗中当下的机会出现时指出这一点。

2. **灵活的概念化自我**：治疗师的目的是帮助组员将针对自己的各种概念仅仅当作概念——通过语言习得，然后被纳入自我认同。现在，我们将举例阐明治疗师希望完成什么。

治疗师已经和团体工作了一段时间，她注意到组员们自我认同的各种方式。例如，丹觉得自己"一团糟"，加里觉得自己是个"硬汉"，吉娜觉得自己"无足轻重"。更重要的是，治疗师观察到这些不同的概念如何影响着他们各自的行为：丹从不与孩子们联系，因为他确信孩子们不想和"一团糟"的人接触；加里从不分享可能会让脆弱"暴露"的感受；吉娜在团体中很少说话，在生活中更是如此。

这些概念是关系框架的产物。例如，在"一团糟"这个概念对丹有任何意义之前，他必须进行某些联想。在这个过程中，他学会了将"一团糟"与"不好"（这个概念也是习得的）联系起来，然后将"不好""一团糟"的分类整合到他的自我认同中。记住，一旦建立，这些联系就无法被消除（试着忘记"苹果"是水果）。更困难的是，我们的头脑会高效地寻求"一致性（coherence）"——寻找证据支持已经建立的关系。换句话说，我们总是看到自己在寻找的东西。如果你曾经试图强行改变或纠正他人的想法，下面的对话可能听起来再熟悉不过了。

丹　　：我真是一团糟。我的孩子们不想和我有任何关系。

玛　丽：你不是个一团糟的人！

丹　　：我是！我把孩子们都弄得一团糟了。

治疗师：你已经尽力了。

丹　　：不，我没有。我本可以做得更多。

治疗师：你正在努力地帮助她们……比如，你刚刚帮女儿还清了汽车贷款……

丹　　：（打断）如果我是个更好的父亲，她就不会陷入这种境地了。

类似的例子比比皆是。幸运的是，我们对关系框架的了解为治疗师提供了另一种方法，用以处理让组员陷入困境的各种自我概念。例如，与其试图让丹不要有"一团糟"的想法，不如帮他把这种想法看作行为的产物，一种通过学习制造出来的产物。简而言之，治疗师可以帮助组员们更轻松地看待自己。丹可以带着"一团糟"的想法，同时用他想象中"好父亲"的方式和孩子们相处。

值得注意的是，在 ACT 中我们并不只关注"消极"的自我概念。我们追求的是灵活性——能够轻松地带着这些想法，在生活中做出有效的反应。比如，一位组员可以建立一个基于成就的自我身份，这在很多方面都对她很有帮助（如，我很聪明，擅长很多东西）。然而，如果过于严苛，它也可能成为障碍（如，如果失败了，那就意味着我没有价值）。

另一个重点是，治疗师并不是为了让组员的自我概念消失（实际上也做不到！）相反，治疗师希望在考虑到组员生活的情况下，帮助他们以一种有用的方式持有这些身份。个人经验的下一个方面——观察性自我，极大地促进了这个过程。

3. **体验观察性自我**：体验观察性自我的能力，是体验经验性自我以及学习更轻松地持有概念化自我的内在部分。换句话说，后两种过程都指向觉察到谁在觉察——随着时间推移追踪个体经验的观察姿态。

就像帮助组员们学会觉察和解离，她的目标是帮助他们"觉察是谁在觉察"这些想法（感受；感觉）。她想帮助组员们认识到，所有针对他们自己的概念——从"不好"到成为"赢家"——都区分于觉察到这些概念的体验者（或觉察者）。这里有一个重要的含义。如果这种觉察——即观察的视角——与当下的内部现象截然不同，如果随着时间的推移，随着各种想法、感受和感觉来了又走，这种觉察始终如一，那么它一定比所有的想法、感受和感觉都更加宏大。即使一个人的经验里充斥着毫无价值的想法以及在某种程度上崩溃的感受，但他对这种经验的觉察是完整的，而且一直是完整的。这多么神奇啊！

观察性自我的体验为组员们打开了一扇门，让他们能够以一种有用的方式充分投入自己的生活。他们没必要等到正确的想法和感受出现，才能以想要的方式去生活。这就是治疗师在治疗中追求的心理灵活性。

当治疗师完成上述目标时，我们会看到它们是如何相互关联的。也就是说，经验性自我促进了观察性自我，反之亦然。体验经验性自我和观察性自我，可以帮助组员们以更灵活的方式持有与自我相关的概念，甚至是那些由来已久的概念。所以，虽然本章选择的练习和隐喻可能会突出自我经验的某个方面，但它们实际上与 ACT 中自我经验的三种类型都有关。

按照计划，治疗师以一个正念冥想练习开始第六次治疗（参考附录中的补充练习）。考虑到计划的治疗重点，治疗师会寻找机会区分体验者与体验（"玛丽，当你有一个'我很焦虑'的想法时，还会出现什么？"）。现在，治疗师已经准备好讨论观察性自我的关键点。

释放观察性自我

从治疗的一开始，治疗师就致力于帮助组员们更轻松地抱持自己的身份。需要澄清的是，内容的自我中的"内容"是指组员应用到自己身上的所有分类、评价和解释。治疗师有意地使用语言，帮助组员们认识到是与拥有（并觉察）的区别。之前，治疗师可能只是简单地对丹说，"所以你有一个想法：我一团糟。"现在，她将更明确地指出涉及的过程（因为之前的治疗已经将这些过程摆上台面）。

> **丹**　：我接受不了和孩子们的关系一团糟！开始我以为取得了进步，然后发生了一些事。昨天……
>
> **治疗师**：（打断）让我们花点时间觉察一下发生了什么。和我一同沉浸在这一刻吧，丹。（两人沉默了一会儿。）
>
> **治疗师**：（继续）你现在感觉怎么样？
>
> **丹**　：我很难过。感觉好像——我又有了那些自己一团糟的想法了。
>
> **治疗师**：很好的觉察，丹！你发现自己在思考，然后退后一步去

觉察它们，去看看它们。（丹点头。）我们已经讨论过如何用这种方式看待我们的想法，并帮大家记住，我们不是想法本身，而是我们拥有想法。听起来你似乎还觉察到了其他东西，比如一种"不好"的感觉——你是指悲伤的感觉吗？

丹 ： 是的，我有悲伤、内疚的感觉。我生自己的气。（治疗师看着他，他迅速纠正自己。）我有这样的想法：我在生自己的气，还有那种抓狂的感觉……（两人都安静地坐了一会儿，其他人也一样。）

治疗师：（继续）如果我没记错，这就是"一团糟"的表现。

丹 ： 哦，是啊，糟透了。

治疗师：是的。这完全可以预见——我们几乎可以预料到它会带着这些东西出现。（丹点点头。他们都静静地坐着，思考这个问题。治疗师可以看到其他组员都在专心地听。）

治疗师：（对丹）觉察一下你在那里，我在这里，（对其他组员）你们所有人在那里，我们都在留意并观察此刻发生了什么。（安静一会儿，然后继续）听起来好像昨天发生了类似的事情……

丹 ： 是的，我女儿不听……

治疗师：很抱歉再次打断你，丹，但我在想我们能不能做点什么。也就是说，我毫不怀疑昨天发生了一些令人不快的事情，我并不是说这无关紧要。但我想知道你是否能像刚才那样，简单地说出你当时的经历。发生了什么？

丹 ： （想了想）我很生气、很害怕……

治疗师：你当时有这样的感受：害怕、生气……

丹 ： 是啊，我当时的想法是：我女儿不听话。然后我大喊大叫，脑海里的想法是"我一团糟"，然后我觉得——我有一种内疚的感觉……

治疗师：太棒了，丹——你完成了一件相当不容易的事！当身处其中的时候就更难了，对吧？当我们的想法最令人烦恼的时候——或者说，当我们有些"最烦人"的想法时——我们很难觉察到它们是想法，是显现出来的东西。你们注意到了吗？（对其他欣然点头的组员说）丹，你能想象一下吗，当你和女儿在一起的时候，无论发生了什么，你都能够与你的体验共处。也就是说，想象你在那里，积极地觉察产生的想法和感受，就像一些东西在你面前显现……你能感觉到那会是什么样子吗？

丹　　：（思考片刻）我想我会少一些反应，少一些生气。我肯定会处理得更好。

治疗师：好的，这很重要："生气"是你体验的一部分……

丹　　：（打断）我明白了。我能觉察到生气的感觉……但依然认为我会处理得更好。

治疗师：（向整个团体强调这一点）是的，你真说到点子上了。生气的感觉在那里，觉察一下它并不需要消失！你能够觉察到的是，作为你正在经历的东西，它就在那里，让你以一种更适合自己的方式去行动。（大家沉默，都在领悟。）

治疗师：（对丹）觉察一下那个想法：我一团糟。它就在那里。我一团糟……就在那里……

丹　　：但我并不是一团糟。（当领悟到其中的要义时，泪水从他的眼睛里涌了出来。治疗师意味深长地点点头。她也有点儿动容，并且没有试图掩饰这一点。她和大家一起静静地坐着，示范着如何沉浸在这一刻。）

上述的对话直接指向澄清价值和承诺行动，但治疗师知道将很快和团体针对这些内容进行工作，现在她更愿意停下来。她明确地指出体验经验性自我的能力，并把"一团糟"的自我概念看作这个过程的一部分。然后，她帮助丹和其他组员看到，意愿、认知解离、接触当下和体验经验性自我在现实生活的情境中是什么样子的。

团体治疗的一个优势在于，它提供了一种有时被称为观点采择的能力。组员们习得了不同的视角（来自团体反馈），这将有助于他们不那么刻板地看待自己。换句话说，减少他们对内容自我的僵化。参考以下对话。

治疗师：吉娜，我留意到你今天什么都没说。我感觉有时你似乎想说些什么，但后来又停下来了。是这样吗？

吉　娜：我想是的。

治疗师：（等待）

吉　娜：（最终开口）好像我没什么可说的，反正也没什么要紧的。我不说话，因为我意识到这没有意义。

治疗师：所以，你有一个想法：你有想表达的东西。但是接下来你又想：没什么重要的事要说，所以没有意义。

吉　娜：对。

治疗师：你还发现了什么？当你觉得没有意义时，你有什么情绪呢？

吉　娜：悲伤吧，我想。还有害怕。

治疗师：所以悲伤在那里，害怕也在那里……

吉　娜：是啊。

治疗师：那现在呢？当我们谈论这个的时候，你体验到了什么？

　　　　［治疗师再次围绕意愿、认知解离、接触当下和经验性自我进行工作；我们可以看到这些能力是如何相互联系的。］

吉　　娜：一样……悲伤……我希望人们能关心我说的话。

治疗师：是的。不难理解为什么这可能是一个悲伤的，甚至是可怕的体验。如果站在你的角度，我想参与，但又冒出一些想法：这无关紧要、人们也不关心，我肯定会感到悲伤和害怕。［这里，治疗师在进行观点采择。也就是说，治疗师在验证吉娜的经历，但她邀请吉娜透过治疗师的眼睛来观察。尽管想法的类型可能是相同的，但吉娜是通过治疗师的视角来看待自己所处的情境。］

治疗师：（环顾四周）我想知道当你们听到吉娜谈论这件事时都有什么感受。［治疗师在收集不同的观点。吉娜一边听，一边了解别人是如何看待自己的经历的。她还能从别人的体验中获得一些观点，而这些观点从她自己的视角看可能并不明显。］

玛　　丽：我感到很沮丧。因为我确实想听听吉娜的分享，我觉得她不够信任我们，不愿意分享到底发生了什么。

斯　　坦：其实我也有很多次这样的感觉。就好像人们不在乎我要说什么，或者我说的话很蠢。

加　　里：在说了一些话以后，我也有这种感觉，就好像，简直不敢相信我说了那样的话。大家会认为我是个白痴……

治疗师：对，我也是！我总是在想，我该说些什么更好。（一些组员笑着点头。）

巴　　里：嗯，我在吉娜身上看不到这些。我是说，我知道她对自己的感觉是那样的，但如果我不知道，我也不会想到。我觉得她有很多重要的话要说。但我也知道这么说可能不会改变什么……

治疗师：这很重要！我们的头脑中都有一些关于自己的虚拟现实……带着这些，我们还能做任何事情，这真是个奇迹啊！（包括吉娜在内的组员们都笑着点头。）

在这段对话中发生了很多事情。相比于局限在头脑中的自我概念（如，她没什么值得说）和他人概念（如，他们漠不关心）上，吉娜现在肯定有了一些能够反驳或扩展这种想法的信息。记住，治疗师并不希望吉娜突然把自己看作一个值得被倾听的人，就好像她的想法已经被"纠正"了一样。她与其他人的联系已经形成，而且无法抹去。但它可以被补充，因为现在有了新的信息，有了关于她如何参与团体的不同观点。也许最重要的是，吉娜被引导去关注她所处的真实环境，而不仅仅是头脑中的言语虚拟现实。她可能会发现，很多时候，她有一些有意义的话要说，而其他人也确实在倾听。

关于为什么以及如何发展观点采择能力的讨论，实际上是对一个复杂问题的简单处理。希望我们已经展示了足够的内容，让读者了解这种能力是如何与 ACT 中观察性自我的部分联系在一起的。我们认为，团体治疗师可能会开始理解，为什么某些干预能创造积极的改变——例如，某些类型的团体反馈会促进心理成长——并实践这一点，以他们认为有用的方式完善干预措施。如果你有兴趣学习更多关于如何在治疗中应用关系框架理论原则的内容，建议阅读由 M. 维拉特（Villatte M.）、J. 维拉特（Villatte J.）和海斯（2015）所著的《掌握临床对话》（*Mastering the Clinical Conversation*）。

发展观察性自我

到目前为止，在第六次治疗中，组员们参与了正念冥想，随后进行了综合性讨论，进一步探索了经验性自我的体验，包括觉察和持有自我概念（如上面的对话所示）。现在，治疗师的目标是帮助组员建立体验观察性自我的能力。

治疗师花了一些时间，思考是什么让这部分治疗具有如此重要的临床意义，并总结了三个关键的想法，她希望团体：（1）认识到体验者与体验之间的区别；（2）认识到自我是一个完整的整体；（3）意识到带着想法、感受和感觉进行选择的能力。

治疗师将利用体验练习和隐喻，只通过团体讨论来强调和澄清某些要点。换句话说，治疗师不打算"教导"观察性自我。主要原因是，观察性自我不仅是一个需要掌握的概念，更是一种需要感受的体验。对组员来说，这也是一种非常陌生的体验。这些令人兴奋的东西——关于自我体验、自我概念、完整性——为有意义的改变带来了巨大潜力。治疗师决定进行一项积极而且非常吸引人的练习，这对正在进行的内省工作是一个很好的平衡。

时间线
（观察性自我）

治疗师为这个练习做好了准备。具体来说，她带来了一根绳子（大约 3.6 米）、一些笔和一个小便签本。（也可以用毛线、卡片和对半裁开的纸片来代替。）

治疗师让组员回忆生活中发生的五六个重大事件。常见的例子有：结婚、死亡、离婚、毕业和搬家。然而，治疗师也鼓励他们回忆那些产生巨大影响的具体时刻，比如"第一次有人对我说'我爱你'的时刻"。

每个事件使用一张纸。治疗师让组员将纸对折，在其中一半上写下关于事件的几句话。她询问是否有人自愿分享。这次丹成为了志愿者。

然后，治疗师让吉娜握住绳子的一端，这代表出生的时刻。治疗师站在大约 2 米外（如果空间有限可以近一些），握住绳子的另一端，代表当下的时刻。确保绳子有一些长度的剩余（下面会解释原因）。

治疗师让丹根据事件发生时自己的年龄，把第一个事件放在合适的位置（从出生到现在）。她让丹尽可能详细地描述那个时刻，包括事件中对他来说特别重要的部分。组员们经常掩盖细节，但她鼓励丹深入那个时刻，并让其他人尽可能多地倾听。治疗师有时会插话，比如"听起来是美好的一天"或"我觉得那很痛苦"，但她会避免在某个时刻待太久。相反，她邀请丹分享下一个事件。

在丹把最后一个事件放在时间线上并进行详细描述后，治疗师让丹站在自己身边。她说："你向我们分享了生活中的一些重大事件，也回忆了那些特殊的日子。在绳子的开端，吉娜代表着你出生的那一天；而现在你和我一起站在此刻。看看你生命的时间线，你出生的那一刻和现在是相联系的。我们从这个视角来看看你的人生（伸直手臂，使绳子与身体拉开距离，这样丹可以看到挂在绳子上的纸片），你生命中的内容清晰可见；或者从另一个视角（将绳子靠近他的鼻子），你看到生命的主线回到了出生。"（这表明了内容自我和观察性自我的区别。）

治疗师也可以利用这个练习来指出当下的机会——为澄清价值的工作铺平道路。也就是说，她可以转过身，背对过去（挂满纸片的那截绳子），然后问："你们还留意到了什么？"（指着脚边多出来的绳子）。

丹　　：还有很长的绳子。

玛　丽：还有很多生活要过呢！我留意到我们的头脑是怎么工作的（在她面前挥舞着手臂）——它想要根据过去（指着绳子上的纸片）预测未来！但是，你在这里（指着绳子上代表当下的地方）。未来还没有书写，你要决定自己如何度过这一生。

这种练习有很多好处，特别是在团体中。它积极、吸引人，提供了观察性自我（以及这种可能性）的有形展示。从这个角度看待他人的生活，组员们能从中受益，治疗师希望组员们都尽可能地做到这一点。事实上，治疗师想把剩下的时间花在这个问题上，她刚好有足够的时间和另一位组员完成练习。

第六次治疗接近尾声。治疗师对组员们学习观察性自我的过程感到非常满意，她相信，组员们已经开始意识到，自我的身份是可以被觉察的。现在他们已经讨论和研究了一部分想法，她可以在剩余的治疗中继续把它们联系起来。

她相信，观察性自我的工作也已经开始了。尽管正如预期的那样，一些组员似乎比其他人理解得更透彻。例如，巴里比平时更安静，似乎对练习或团体讨论没有特别的兴趣；她还怀疑玛丽对内容的理解可能并不像表面上那么好（留意到玛丽有时会取悦治疗师）。在接下来的治疗中，她将继续围绕观察性自我展开工作，同时也会密切关注这两位组员。现在，她觉得团体已经完成了今天的工作。她再次要求组员们在未来的一周继续每天的正念练习，尤其把注意力放在是谁在觉察这一点上。

强化观察性自我

在督导、培训和咨询的经验中，我们反复听到，观察性自我是 ACT 中最困难的部分。这也是来访者认为最具挑战的地方。这很好理解。我们在审视意识本身，并试图利用那些为意识赋予色彩的工具（即语言过程）。如果你曾有过大脑自身交织在一起的体验，那么你并不孤单！

治疗师对组员们在第六次治疗中的表现很满意。由于"时间线"练习进行得很顺利，治疗师不需要像预期那样对观察性自我进行彻底的解释。因此，她认为第七次治疗应该进一步发展观察性自我。在第七次治疗结束时，如果治疗师确定团体没有达到预期的程度，那么她准备在剩余的治疗中讨论这个问题。她将继续关注巴里，因为他在练习后异常安静；而玛丽，她取悦治疗师的策略常常掩盖了她的理解能力。治疗师想确保所有组员：（1）理解"自我"的含义；（2）发展体验观察性自我的能力。她将如何实现这些目标呢？

1. **理解"观察者自我"的含义**：治疗师指出了"观察者自我""体验者自我"等概念，但她想对组员对这个术语的理解做一些双重检查。（顺便说一句，治疗师很可能永远不会在团体中使用术语"观察性自我"，因为这不是很好理解。但是她会使用"自我"或"观察者"——这些都指向觉察本身，即在时光流逝中恒定不变的观察姿态。）她将使用隐喻和练习来帮助阐明这种体验观察性自我的方式，并明确讨论"自我"的含义。

2. **体验观察性自我的能力**：治疗师的目标是让组员把他们的觉察带到体验性的接触中，观察视角始终存在，比那些接触到的、来了又走的经验更宏大。一旦组员们理解了观察性自我的意义、认识了这种体验自我的方式，治疗师就能继续提升他们的核心过程能力。

治疗策略： 治疗师计划以一个带指导语的冥想"你是观察者"（Hayes et al., 1999）开始第七次治疗，以引起组员们对观察性自我的关注。这个冥想通过观察组员在时间长河里产生的各种体验，引导团体将觉察带到贯穿整个过程且比那些体验更宏大的观察姿态。

在"你是观察者"冥想之后，治疗师想要进行一种称为"标签检阅（Walser & Westrup, 2007）"的体验练习，这个体验练习提供了内部体验（如，想法和感受）与体验者之间区别的物理表征。这是一项积极的练习，能够很好地平衡团体刚刚完成的长时间冥想。由于可能占用很多时间，所以治疗师需要仔细地留出足够的空间来介绍她最喜欢的 ACT 隐喻——"棋盘"。她发现"棋盘"隐喻在 ACT 团体中一直有很强大的作用，因为它使用一种清晰易懂的方式，很好地阐明了观察性自我。她希望这种结束治疗的方式能够帮助组员们将完整、持续的自我观念带回家。"棋盘"隐喻在 ACT 文献中被广泛提及（如 Hayes et al., 1999; Walser & Westrup, 2007; Westrup, 2014），该隐喻用不同的棋子代表组员的生活内容（经验、想法、感受、感觉、记忆），用棋盘代表涵盖这一切——但又有区别的——那些体验。

　　正如计划的那样，治疗师以"你是观察者"的练习开始了第七次治疗。（该练习的详细描述可以在附录的补充练习中找到。）治疗师要仔细评估团体在冥想后的体验，通常他们会发现反应有很大差异。我们见证了从不冷不热的反应到颠覆性的顿悟（如"我一直都在那里！"）记住这一点可能会有所裨益：没有哪一个练习、隐喻或讨论能单独实现改变。也就是说，如果某个干预似乎无法引发组员的共鸣，那么请放心，还有许多其他机会来推进你想发展的核心过程。如果一个练习似乎对某位组员不起作用，我们也不需要说服或劝导她"掌握"这个练习。我们还观察到，那些暂时似乎没有结果的干预措施，可能会在治疗的后期生根发芽。也请记住，一位组员在特定练习或隐喻上的挣扎，可以为团体中的其他人创造一个强有力的学习机会。

　　现在，治疗师正在对团体进行评估。

治疗师：大家都能理解"观察的、持续的你"吗？以及那个体验了所有这些体验的"你"？

巴　里：（看上去很疑惑）我真的没听懂。我不知道你说的"自我"或"观察自我"是什么意思。

治疗师：好吧，让我们试试。你意识到你正坐在这张椅子上吗？

巴　里：是的。

治疗师：你能听到自己说"是的"吗？

（巴里点点头。）

治疗师：你能感觉到自己在点头吗？

（巴里再次点头。）

治疗师：你能觉察到你现在有什么想法吗？或者是情绪？

巴　里：（停顿片刻）是的。

治疗师：你正在觉察的，就是观察的自我。这个"你"知道你此刻坐在那里，知道你今天早上有一段体验。（巴里点头表示理解。）

> **治疗师**：有时候我们会认为这比实际情况更困难。我的意思是，大家想得太多了。我们竭力去"发现"自我，而不是去意识已经存在的觉察。

在评估组员们的反应时（玛丽在点头，好像现在她突然明白了），治疗师觉得他们领悟了。治疗师想要利用这个势头，于是她直接进入了另一个体验练习"标签检阅"（Walser & Westrup, 2007），该练习可以在附录中找到。

治疗师看了看钟，突然意识到她完全没有时间了。她原本还计划进行"棋盘"隐喻，但不得不等下一次了。她想，这也许是最好的办法。上一个练习似乎非常顺利，组员们的反应让她觉得应该在练习的含义上多花些时间。她也非常清楚，观察性自我的能力既陌生又具有挑战性（考虑到那些扰人想法的拉扯）。在接下来的治疗中，通过"棋盘"隐喻来重温和加强观察性自我的能力，可能会对团体很有帮助。

发展观察性自我时的临床考虑

过程与内容：可以说，观察性自我的全部意义就是不要成为内容！我们有意增强组员们的能力，让他们发现自己不等同于内容本身（想法、感受、感觉），而是他们拥有并体验这些内容。观察性自我就是在区分过程（在时光流逝中恒定不变的觉察）和内容（觉察注意和抱持的东西）。

时机：考量何时进行观察性自我的工作很有趣。一方面，体验自我的方式始终存在并且可利用。另一方面，由于语言的作用，我们往往被困在自己的想法中，与更宏大、更完整的自我失去了联系。就临床决策而言，这意味着治疗师可以选择何时阐明那些一直存在的东西。例如，如果时间非常有限，治疗师可能会在很早的时候就直接指出这个过程。（而在这几章中的例子中，治疗师采用了更间接的方式，将明确的讨论保留到了专注的部分）。很有可能会发生这样的情形：某位组员对观察性自我产生顿悟，而这将阐明其他所有过程带来的东西。

如果有时间，我们更喜欢逐步但稳定地接近观察性自我，花几次治疗的时间来研究它。循序渐进的方法为治疗铺平了道路，允许组员们创造空间（意愿）、摆脱认知的束缚（认知解离）、与当前的体验产生联系（接触当下），并将注意力直接指向经验的不同方面（经验性自我）。最终，他们会接触到觉察本身（观察性自我）。

显性干预与隐性干预：观察性自我的发展是以显性还是隐性的方式进行，时机起着重要作用。再次强调，我们希望能明确地唤起这种能力，指出它是一种过程。示例中的治疗师实际上从未使用"观察性自我"这个词，但会将其命名为"观察的自我""观察者""比……更宏大的觉察"。并且，她在开始时使用了更微妙的暗示（如，"你还体验到什么？"）。早期的对话如"这个想法还有什么其他表现？"逐渐演变成"觉察正在体验这一刻的你，一个比这些来了又走的时刻更宏大的你。"一旦这种重要的能力被命名，组员们理解了它所包含的过程，我们就可以在显性干预和隐性干预之间自由切换，继续提升他们的能力。

体验与说教：毋庸置疑，体验性工作在所有过程中都是关键，当语言不足以描述这些过程时更是如此。就像体验式学习帮助那些与认知融合的人从想法中解脱出来一样，这种练习能够帮助组员们体验一种与语言无关的自我感。

总　结

在本章中，我们跟随治疗师进行了两次治疗，看她如何在团体中发展观察性自我。事实上，通过使用语言帮助团体发展觉察经验性自我的能力，治疗师在治疗初始就开始了这项工作。终于，她在第六次治疗时更直接地瞄准了这种能力。然后，她将这种觉察扩展至"觉察谁在觉察"，强调了这种觉察与当下内部现象之间的区别。她在整个治疗过程中寻找机会（如，使用团体反馈），帮助组员从不同的角度审视自己以及自己的体验，并以更灵活的方式持有概念化自我。最后，她转向体验观察性自我的能力的发展，利用专门设计的隐喻和体验练习来激发这些过程。

帮助团体发展观察性自我，会带来重大的影响。一旦组员们接触到比想法、感受和感觉更宏大的自我，事情就开始发生变化。即便是最痛苦的经历，组员也可以用不同的方式去看待。无用的、僵化的自我概念被视为已经习得的东西。过去那些生活不顺的原因、解释和结论不再有用，甚至不再必要。

现在，我们的团体已经完成 ACT 三大支柱中的两个：开放与专注。意愿、认知解离、接触当下和观察性自我已经被充分探索并发挥作用，因此，团体准备转向第三个、也是最后一个支柱：投入。

第九章

澄清价值

我们的团体已经学习了 ACT 的两个支柱：开放和专注，并准备开始进行澄清价值的工作（ACT 投入支柱的两个核心过程中的第一个）。组员们已经学会了如何以愿意接纳的姿态完全地活在当下：观察而不是相信此刻的想法，觉察并简单地抱持出现的情绪和感觉。他们发现，自己完全有能力拥有这种体验——比那些来了又走的内在现象更宏大、也更不同的体验。所有这些都引出了一个有趣的问题：如果想法和感受不占主导地位，如果事实上我们不需要纠正、回避或等待它们，那么我们要基于什么做出行动呢？ ACT 所构想的价值，为我们指明了前进的方向。

在本章中，团体已圆满结束了观察性自我的部分，开始澄清价值的工作。在时机成熟时，治疗师会把有价值的生活作为一种选择介绍给团体，给出 ACT 中"价值"是什么（和不是什么）的详细定义。她将帮助组员明确他们在不同生活领域的个人价值。然后，她将澄清 ACT 中价值与目标之间的差异，并帮助组员制定目标，使他们朝着自己的价值方向前进。接下来，她将与团体共同探讨可能阻碍有价值生活的事物。和往常一样，她将通过心理教育和团体讨论，并引入相关隐喻和体验练习来完成这项工作。我们将和治疗师一起制订第八次治疗的计划。

当第一次为这个 ACT 团体制订策略时（见第四章），治疗师设想观察性自我可能需要两次以上的治疗时间。尽管前两次以观察性自我为重点的治疗进展顺利，但她仍在犹豫是否可以继续前进。她希望组员们对这个核心过程有一个稳固的理解，并以这种方式接触到体验自我的天赋（即，作为一个完整的、百分之百可接受的整体）。她决定继续用观察性自我开始第八次治疗，并根据对团体的评估，进入澄清价值的部分或者继续提升观察性自我的能力。

治疗策略： 治疗师用有关观察性自我的正念练习开启第八次治疗。然后，她对团体进行评估，了解组员们对上次治疗的反馈以及他们每天的正念练习进行得如何。在整个讨论中，她将评估团体对观察性自我的理解。例如，当组员们体验正念练习时，她会询问他们是否"觉察到谁在觉察"，并发起关于观察性自我的讨论，因为这与正念练习有关。

接下来，治疗师将介绍"棋盘"隐喻，我们已经在第八章进行了简要描述，可以在附录的补充练习中查看详细介绍。她会放慢节奏，允许尽可能多的团体讨论。她认为如果能在讨论中的某个节点引入价值——也许是接近结束、阐明了棋盘可以带着所有棋子朝一个方向前进的时候——也许会发挥很大的作用。她准备对 ACT 中的价值意味着什么进行更明确的讨论，于是给组员们发放澄清价值工作表（Walser & Westrup, 2007），并让他们在下次治疗开始前完成。

相比于详细介绍治疗师为澄清价值制定的目标，我们更愿意看看她是怎么开始第八次治疗的。当她进入核心过程时，我们再回到价值的部分。

结束观察性自我

治疗师对团体表示欢迎，并进行了一项正念练习。然后，治疗师分享了上次治疗中她对"时间线"和"标签检阅"练习的体验，她说："有好几次我不寒而栗！上周在这里发生的事让我很触动。"她这么做是想：（1）帮助组员们重新回到上一次治疗；（2）发起一场讨论，帮助她评估组员们关于观察性自我的整体能力。然后她介绍了"棋盘"隐喻。

正如希望的那样，这个隐喻对团体的影响很大。它引发了很多讨论，当接触到"完整"和"百分之百可接受"的内涵时，好几位组员表现得情绪激动。治疗师发现自己想停留在此处。尽管在说明"棋盘可以带着所有棋子朝一个方向前进"时，治疗师确实提到了朝向价值的生活，但她还没有打算进入下一个部分。因为治疗室里呈现的内容都是宝贵的。

因此，治疗师只是让对话继续下去，示范如何直面出现的情绪。最终，对话的节奏慢了下来。她看了看表，发现自己还剩一点时间。她可以在这里结束……或许她还可以做另一项练习……突然，她想起了一种引导的意象冥想［"大山冥想"，由卡巴－金（Kabat-Zinn, 1994）修订；可以在附录的补充练习中找到］，能够很好地引出观察性自我。她觉得现在是和大家一起做这个冥想的最佳时机。

治疗师强烈地感觉到，在大山冥想练习结束后，任何步骤都显得多余。她对本次治疗很满意，并觉察到治疗室里有很多的情绪。事实上，她不想用**任何**多余的谈话来削弱这一点，所以她只是向团体表达了感谢，并鼓励他们"把今天的收获带到接下来的一周里"。

根据上次治疗中观察和感受到的内容，治疗师相信她想要传达给团体的、关于观察性自我的主要目标已经实现。主要是，组员们对"棋盘"隐喻的反应，正是她希望看到的。当接触到这种体验自我的方式时，虽然难以言表，但是大家显然都受到了触动，并且深受启发。她很高兴，现在组员们接触到了始终存在的觉察，这让他们更容易与这种体验自我的方式重新连接。她打算在任何可能的时候指出"观察者"和"更宏大的自我"，以此帮助组员前进。现在，团体已经准备好进入下一个核心过程——澄清价值。

将澄清价值付诸实践

> **治疗策略**：治疗师会以一项正念练习开始第九次治疗，为团体创造一个体验观察性自我的机会。她想把这个过程再次带入治疗室，并打算在余下的治疗过程中尽可能地予以强化。接下来，她将开始价值澄清的工作。尽管她在整个治疗过程中都提到了价值，但现在是时候更明确地探讨这个话题，并帮助组员们澄清在不同生活领域中的价值。她有足够的时间进行心理教育，同时她也会给组员们发放澄清价值工作表，并在治疗中复习。根据她的经验，有些组员可能只需要进行一些关于价值的澄清——理解 ACT 中价值的含义；而对于其他组员，治疗师可能需要帮助他们识别自己真正关心的东西。澄清价值工作表将有助于这项工作，还能帮助组员区分价值与目标。

治疗师已经确定了针对该核心过程的 4 个目标，她希望帮助组员：（1）理解 ACT 中"价值"的含义；（2）明确不同生活领域中的核心价值；（3）学习制定服务于价值的目标；（4）识别并克服阻碍有价值的生活的事物。让我们更详细地来探讨这些目标。

1. **ACT 中价值的定义**：治疗师将帮助组员们理解，ACT 中的价值是指在生活中选择坚持的东西。她将帮助组员澄清，对他们来说什么是重要的以及他们想怎样在这个世界上生活。但是，"根据自己的价值去生活"并不是为了实现某个目标——不是某一天醒来，将"爱"从澄清价值工作表上划掉。有价值的生活是一次又一次的选择。因此，ACT 中的价值不是用来实现，而是用来指导个体的选择。

我们假设，组员参加治疗要么是为了"纠正"自己，要么是在等待生活中的某些事（或某些人）发生改变。他们一直生活在不良反应中，而且似乎对此别无选择。通过被引导去表达和有意识地选择价值，他们有机会将每天做的事体验为对价值的表达。当识别出内心深处真正重要的东西，他们可能会捡起那些早已被遗忘或搁置的梦想和愿望。

2. **识别与澄清价值**：在帮助组员澄清价值时，重要的是明确那些可以追求的价值。例如，组员玛丽说她看重"安详与平静"。虽然看重这些体验没有"错"，但追求它们可能会带来问题。一方面，与其他情绪状态一样，安详与平静需要环境的配合。一些无法控制的情况也会干扰她——交通状况、工作冲突、烦人的电话……让她无法平静的事情数不胜数。另一方面，追求一种特定的情绪状态，如平静，可能会导致僵化的规则（如，我不能和老板起冲突；他会生气）和无效的行为（如，回避对自己不利的冲突）。

出于这些原因，治疗师寻求帮助组员明确那些能力范围内的价值，并扩大而不是限制他们的选择。例如，"善良"就是触手可及的（只要它被视为组员在做的事情，而不是期待从他人那里得到的）。不管当下发生了什么，每位组员都可以做出一个善良的选择。

3. **服务于价值的目标**：虽然价值永远无法实现（就像指南针上的指针，它们只是指向方向），但 ACT 中目标是独立的、可实现的。治疗师一旦帮助组员在生活的不同领域找到了自己的价值，就能继续帮助他们明确基于价值的具体行动。

4. **有价值的生活的阻碍**：治疗师想要与团体一起发现并解决那些阻碍他们追求有价值的生活的事物。她预计在接下来的治疗中（以及治疗之外），这会是一个相关的问题，并且随着团体进入承诺行动的过程，组员们将经历许多这样的阻碍。

ACT 中价值的定义

在治疗中的很多时刻，治疗师都暗示了价值（如，"听起来在关系中，诚实对你很重要"）。现在，她想让组员们清楚地表达出他们在乎的是什么，以及他们想在这个世界上成为什么样的人。

治疗师： 我们一直努力地去觉察，我们不等同于体验。也就是说，我们拥有想法，但不等同于想法本身；我们拥有感受，但不等同于感受本身。白板上的那些东西，我们可以仅仅是带着它们。事实上，我们甚至不需要"好"的棋子也能赢！我们可以带着自己的想法和感受——即便是那些非常痛苦的想法和感受——仍然过得很好。（停顿）没有什么需要改变的。我们没有什么缺憾。（停顿）这给了我们很大的自由。

加　里： 你是说，我们可以去做想做的事情？

治疗师： 总会有结果的，加里，每件事都是如此。在这里我要指出的是，我们不必等到更多、更好或不一样时，才能开始我们想要的生活。（停顿，让团体思考）

治疗师：（继续）这就是今天摆在你们面前的关键问题：你想在这个世界上成为什么样的人？（让大家思考，然后继续）你想成为什么样的朋友、什么样的伴侣？什么样的员工或邻居？如果你不需要等待所有的棋子出现在你的棋盘上，如果你不再需要移动它们……你想要过怎样的生活？

吉　娜： 我想要幸福。

治疗师： 我真的很高兴你这么说，吉娜。是的，你当然想要幸福。我也是！但问题是，我们已经谈论了很多，当你试图在生活里拥有或摒弃某种感受时，会发生什么——

吉　娜：哦，是的……

治疗师：但是这很棒！你展示了我们的头脑是如何工作的。我们想以某种方式弄清楚每件事情，这样我们就能得到幸福。然后我们想知道，为什么这不起作用，或者是我们身上的什么东西阻止了它发生。（组员们点头表示认可。）

治疗师：（真诚地）吉娜，我希望你一生中有很多幸福的时刻。但是把感觉幸福作为一种目标只会让你继续挣扎（吉娜点头，想起"洞中人"的隐喻）。这是关于你的内心深处在乎什么。你可以决定自己在这个世界上的表现。

在接下来的讨论中，治疗师继续帮助团体对价值进行概念化。一旦感觉组员们理解了 ACT 中价值的意义，她就会开始帮助组员们澄清自己的价值。

识别与澄清价值

正如治疗师刚刚对吉娜所说的，ACT 中的价值是一件非常个性化的事情。然而，团体设置对这项工作是有帮助的。当看到同伴们识别和表达自己的价值时也会遇到相同的困难，这不仅能让大家感到安慰，而且能让组员了解彼此的想法并互相激励。治疗师准备了几个问题，这些问题往往能引发对这个话题的有效讨论（见下文）。

在开始之前，治疗师向组员们保证，不是所有的问题对每个人都有意义。她指出，如果某个特定领域不"适用于他们"，那么他们完全可以跳过。然后，她不慌不忙地提出以下问题，为房间里出现的一切留出足够的空间。在这里，团体讨论很受欢迎。

1. 你想要什么……？你非常、非常、非常、**非常**想要的是什么？

2. 你想建立什么样的关系？

a. 和你的朋友

b. 和你的家族

c. 和你的伴侣 / 未来的伴侣

d. 和你的孩子（现在的或未来的）

e. 和你的社区

3. 你梦想在业余时间里做什么？

4. 在你最疯狂的梦想中，你的职业是什么样的？

5. 你希望你的生活代表着什么？

6. 你想成为什么样的人？

7. 在你的灵性（spirituality）中，什么是重要的？

治疗师再次引导团体成员去思考那些始终可追求的价值。

巴　里：我只是想得到尊重，你知道吗？

治疗师：这对你来说意味着什么，被尊重？

巴　里：你知道的，受人尊重。人们会听你的，不会摆布你。（想了想）当你受到尊重时，人们会认真对待你……

治疗师：好吧，我们来探讨一下。如果我理解正确，被倾听很重要、不被摆布……你希望人们认真对待你（巴里点头）。好的，请允许我这么问——你能想到你尊重的某个人吗？

巴　里：（想了想）是的，我姐夫。

治疗师：你尊重他什么？

巴　里：他真的……他不玩把戏。他有话直说，但……他也很公正，你知道吗？人们知道他说到做到，你可以信任他。

治疗师：这些事情对你来说很重要，对吗？不玩把戏、公正、说到做到、值得信任……

巴　里：当然。对，我很尊重他。

治疗师：所以这些很重要。如果你的生活就是为了得到别人的尊重，那就意味着，只有得到别人的尊重，你才感觉是好的。正如你所知道的，要让人们以特定的方式去感受或行动相当困难。但你似乎很清楚怎样做才能得到尊重，这是一种完全在你能力范围内的生活方式。你要决定自己是否公正、是否言出必行，决定自己的行为是否值得信任。

巴　里：（想了想）是啊。好，我明白了。所以这些就是我的价值？

治疗师：这是你的诉求。只有你说出来才重要。

巴　里：（仔细思考）是的，这才是重要的。对我来说，这始终都是重要的。

上述对话不仅对巴里很有启发，对团体中的其他人也是如此。随着继续与组员们展开探讨，治疗师在寻找指向显示生活方式的价值，例如投入、当下、有爱、开放、真诚、直率、善良、信任、慈悲、可靠、接纳和负责（注意，这些都是描述行为的形容词）。不过，她很小心，不把这些话强加给组员们。相反，通过分析什么是价值，她帮助组员获得对他们重要的、在能力范围内的品质。

白板上的价值
（识别与澄清价值）

治疗师认为，现在是时候进行一项旨在识别与澄清价值的团体练习了。在白板上，她列出了 ACT 文献中（Hayes et al., 1999）常见的十个生活领域：原生家庭、亲密关系、朋友、社区、看护、工作、健康、教育、业余生活和灵性。然后，她邀请组员们一个接一个地到白板前，在尽可能多的领域中添加他们的价值。

之后，组员们会查看白板上写了什么，并讨论分享的内容。治疗师发现，组员们非常乐于帮助同伴澄清他们的价值。

> **治疗师**：巴里，这对你来说似乎很难。我注意到你没有在白板上写任何价值……你怎么了？

> **巴　里**：（犹豫，然后坦诚）好吧，如果我在这块白板上写下一些东西——对我很重要的东西——那可能意味着我必须为此做些什么。

> **治疗师**：啊！所以你有点难以接受自己必须对识别的价值负责。你必须按照自己的价值行事，一直如此、不能失败。

> **巴　里**：是啊！就是这样！我的意思是，如果我对大家说，我重视健康并致力于改变饮食习惯，然后大家看到我咬着一块樱桃味的酥饼走进治疗室，你们肯定会觉得我是个伪君子！（大家都笑了。）

> **治疗师**：（微笑）我明白，巴里。如果你明确了自己想要什么样的生活，但并没有保持完美，那么你就觉得自己做得不够好。这听起来像是你的头脑里的唠叨吗？

> **巴　里**：是啊，这听起来很熟悉，但是比我头脑里的状况要好得多。（组员们笑了。）

> **治疗师**：嗯，如果我告诉你，即使做得很糟糕，你还是会朝着价值前进呢？（治疗师留意到巴里此时的幽默，她假设这是巴里应对不适感的一种方式。她本可以和巴里一同探讨意愿，但她认为从临床角度而言，更重要的是继续识别价值。）

> **巴　里**：真的吗？

> **治疗师**：是真的！假设你决定改变饮食习惯，追求健康和活力。如果你每周多吃一次沙拉、少吃一次薯条，不是离价值更近了吗？

> **巴　里**：嗯，我想是吧，这确实很糟糕！他在白板上写道："为

了追求健康和活力，我要改变饮食习惯，做出更健康的选择。"

治疗师：（等待巴里在众人的掌声中就座，用更严肃的声音）那么，巴里……（看着白板，巴里也看着白板）你看到白板上的内容会有什么感觉？

巴　里：其实有点吓人。（一直盯着他写的东西，开始有些激动）但你知道吗，这感觉很棒。感觉我知道自己要去哪里。我可能还不知道如何实现，但健康对我来说很重要，现在它就在那里（指着白板）。

治疗师：很好，巴里。（停顿，感受此刻）谢谢你和我们分享对你来说真正重要的事情。

请注意，当巴里识别了他在健康方面的价值时，他便放弃了戏谑，开始接触体验到的情绪。结果，这引发了一段有意义的对话，创造了一个真正改变的机会。

制定为价值服务的目标

组员们才刚开始意识到 ACT 如何让他们更接近价值，以及他们的个人价值可能是什么。尽管如此，治疗师还是要区分 ACT 中价值与目标的概念。在她的经验中，二者常常被混淆，组员们经常会把价值看作目标（或相反），她想尽快澄清这一点。

治疗师：我们一直在进行价值的澄清，并开始识别与你有关的个人价值。我想花点时间来澄清价值与目标的区别。价值就像是指南针上的方向：东、西、南、北，我们永远无法"到达方向"。然而，方向指明了道路。目标是我们对这些价值方向所采取的具体步骤。所以，巴里，你认为

"健康和活力"是价值。你能明确一个具体的目标，让自己更接近这些价值吗？

巴　里：当然，就像你说的，本周至少选择吃一次沙拉，而不是炸薯条。

治疗师：很好！这是你能达到的一个具体目标，让你离健康和活力更近。（对大家）这就是二者间的主要区别。目标是可以实现的，而价值好比导向灯，或者指南针。我们不会在某天醒来后说，"哦！我现在很健康"，然后把"健康"从澄清价值工作表上划掉（大家都笑了）。那个价值，保持健康、保持活力，不管你是向它迈进，还是转身离开，它将永远在那里。

白板练习和随后的讨论花费了治疗的大部分时间。治疗师仍然决定分发澄清价值工作表，并要求组员们在治疗结束后完成。该工作表可以在附录中找到，它将收集不同领域的价值，类似于在白板上完成的练习。然而，工作表还要求组员评估各个领域的重要性、确定具体目标，并列出可能成为阻碍的想法和情绪。治疗师考虑到，等到下次治疗时再分发工作表也许能让大家更好地完成，但她决定让组员们自己做一个初步尝试——这可能更有意义！然后，她将利用下次治疗开始时的部分时间来处理这些工作表。向组员们分发完工作表并进行（非常）简短的讲解后，治疗师结束了本次治疗。

将价值应用于日常生活

治疗师对团体的评估是，所有组员对价值的理解都处于差不多的水平。然而，还有更多的工作要做。也就是说，他们似乎明白了 ACT 是如何看待价值的，以及价值与目标之间的区别是什么。但他们需要花更多的时间在这个核心过程上，尤其是它在生活中的应用以及可能遇到的各种阻碍。治疗师希望每位组员都能充分澄清价值并拥有明确的目标，再进入最后一个核心过程：承诺行动。

治疗策略：在第十次治疗开始时，治疗师将通过一项正念练习来澄清价值（这个练习通常被称作"葬礼"，最初名为"你为什么而活着"；Hayes et al., 1999）。完成练习后，她会邀请组员们分享完成澄清价值工作表时的体验。她预计这个过程中需要大量的心理教育，她需要回答组员们的疑问、帮助他们澄清价值并明确可实现的目标。她还将寻找机会，对一些可能会阻碍价值实现的事物进行探讨。她想以体验练习"垃圾的价值"来结束本次治疗（这是练习"硬币的两面"的另一种版本；Follette & Pistorello, 2007）。这通常是一个有力量的团体练习，凸显了 ACT 中朝向价值生活的核心意义。

治疗师对团体表示欢迎，让他们为接下来的想象练习做准备。然后，她会进行"葬礼"练习，帮助组员们接触自己的价值。（这个练习在 ACT 文献中已经被详细介绍过很多次，所以这里我们不再演示。简而言之，组员们被引导去想象，未来某个遥远的时刻，自己的葬礼是什么样的。治疗师引导组员想象用"最喜欢的方式"举行葬礼，并让所有他们希望到场的人参加。然后引导他们想象，参加葬礼的人在谈论对逝者的感受，特别是想象理想状态下大家对自己的感觉和记忆是怎样的。最终的结果是，他们澄清了自己想在生活中呈现出什么样子。）

对练习进行总结后，治疗师会仔细评估组员们的体验。就像之前的经验，因为受限于过往的经历以及头脑中关于未来的想法，有几位组员很难想象自己的葬礼。例如，吉娜分享说，她的葬礼上没有任何朋友——很明显，她无法为自己创造"内心深处"想要的东西。治疗师与她进行了探讨，让她看到，感到悲伤这一事实恰恰指向了自己真正想要和重视的——能够到场的、真正关心自己的朋友。

然后，治疗师询问组员们的澄清价值工作表的完成情况。正如预期的那样，大家遇到了一些困难。于是她在剩余的时间里着重处理了这些问题，帮助他们识别并澄清价值与目标。她还利用这次治疗探索了组员们在追求朝向价值的生活时可能遇到的阻碍。

如何应对有价值生活的阻碍

治疗师知道，一些因素会使组员们难以朝着价值前进。她将帮助大家克服前进时会出现的阻碍，并开始"迈出一步"（如，承诺行动）。她想直接指出一些最常见的阻碍，这样组员们能够觉察到（也许可以更快地越过它们）。

回避：当团体从澄清价值转向承诺行动时，这个阻碍会反复出现。

治疗师：（观察并协助组员们完成澄清价值工作表）加里，上周在我们的白板练习中，你告诉大家你很重视工作，以及作为一名销售你应该做些什么。你还说，第二天要和主管谈谈你的新想法——你认为可以提高销量的东西。（加里点头。）现在进展如何？

加　里：嗯，团体治疗结束后，我开始思考和老板的谈话。我每次想到这件事，都在想如果他不喜欢怎么办？如果他认为我是个白痴怎么办？如果他不喜欢这个主意，就印证了我一直以来的想法——我真的对自己的工作没有任何贡献。［觉察到认知融合和规则，以及概念化自我。］

加　里：（接着说，有点想笑，但也有点后悔）老实说，我喝了几口龙舌兰酒，但它确实让我的神经平静了下来。我很不好意思说，喝了几口后，我越喝越多，还没反应过来就喝醉了！所以，不用说，那不是和老板谈话的好时机。（加里表现得有点漫不经心，但大家看得出他真的很尴尬。）

治疗师：啊，很遗憾听到这个消息。听起来很艰难。加里，看来导致酗酒的那些想法真的很让你困扰，所以你试图摆脱它们。是这样吗？

加　里：是的，我在回避。

治疗师：你能看清这些，真是太棒了。并且，我可以说这种回避还在继续吗？也就是说，你有一种行动、一个目标，为了成为一名好的销售竭尽所能。首先，你想要回避焦虑，回避谈话中出现的所有想法和感受，回避你预期老板可能会产生的反应以及你对此的感受，回避宿醉时与他谈话会发生什么，然后……是这样吗？

加　里：是啊。从那以后我一直在回避。

治疗师：加里，我真的很感谢你的分享。（对团体）这听起来是不是似曾相识？（组员们都使劲点头，对加里微笑。）是啊，回避是一个大问题。但第一步是去识别它，就像你刚刚那样。你们能想到当时还能做什么有帮助的事吗？比方说，当焦虑出现的时候，加里的头脑不受控了，喝酒的冲动出现了……

玛　丽：他可以觉察并做一些正念？

治疗师：觉察是关键。你会发现，有些时候，朝向价值生活比任何事情都难。关键是，即便艰难，也要保持与价值的联系。

加　里：（思考）是的。我想，如果像你说的那样"活在当下"，并且记得自己说过要做什么，或者为什么要这样做，也许我就会做出不同的选择。

治疗师：这很重要，加里。这就是这一切的意义。幸运的是，价值没有改变。无论如何，作为一名销售，你会继续关心自己能为工作带来什么——总会有下一个时刻，让你选择是否依然朝这个方向前进。

把价值当作手段：有价值生活的另一个常见阻碍，就是将价值作为获得（或摆脱）某些东西的手段。ACT 强调将价值作为行为的持续性指导，而不是达到目的的手段。这有点棘手。不难想象，如果组员们采用不同的生活方式（基于不同的价值），他们生活中的各个方面都会发生改变。能够想象这样的未来可以推动组员们前进，帮助他们做出价值驱动的选择，即便处境非常困难。在条件允许的情况下，治疗师会和团体一起探讨这些细微差别。

丹：嘿，我想告诉你们"为了成为一个值得信赖的朋友"（做出打引号的手势），我打电话给我的朋友迈克，告诉他我可以帮他搬家。他说，因为已经很久没有我的消息了，他以为我不会再帮他，于是找了别人帮忙。我想说的就这些。

治疗师：丹，听起来你很痛苦。但是，我想知道，你是为了表现得像一个值得信赖的朋友而向他提供帮助，还是在提供帮助的背后有更多的期待呢？［治疗师在确认这个价值选择背后的其他索求。］

丹：好吧，我一直在努力改变，如果大家能留意到就好了。

治疗师：嗯，也许你是想从这个选择中得到一些认可？当然，这肯定是好事。但是请记住，在 ACT 中，有价值的生活是关于你选择做怎样的自己，而不是别人做了什么或你从别人那里得到了什么。（在丹思考的时候停顿了一下）我想问：你能继续做一个值得信赖的朋友吗，因为这是你选择向朋友展示自己的重要方式？

丹　：我想，我会的。要是能听到他夸一句"好兄弟！"就好了。

治疗师：当然。这有点棘手。一方面，你因为追求关于友谊的价值，在一天快要结束的时候，主动提出要帮助鲍勃[1]搬家，这不是一件小事。注意，这和他无关。另一方面，我们也可以想象，如果你经常根据自己的价值去生活，你的生活会发生怎样的变化。例如，我们可以想象，如果随着时间的推移，你仍然是一个值得信赖的朋友，你们的友谊会怎样。（在丹和其他组员思考这个问题时停顿了一下）既然这是你过去一直在努力解决的问题，那你觉得如果继续坚持下去，会不会改变你们友谊的进程？

丹　：嗯，我当然知道哪些朋友我可以信赖，哪些不能。（微笑）我更想成为那种我可以信赖的人！

在这里，治疗师指出，当价值被当作一种手段而不是一种存在方式时，潜在的阻碍就会呈现。然而，治疗师也在帮助丹想象，他怎样通过持续可靠的方式改善友谊。即使这个场景是想象的未来，丹仍然可以获得这些关系中强调的品质，然后朝着那个方向前进。此外，通过帮助丹明确他在乎的是什么，并让这些价值成为方向（而不是目的），增强了他做出与价值相一致的选择的能力（如，"我提供帮助是因为我的价值是成为一个值得信赖的朋友"）。

选择社会需要的价值：当组员们因为社会赞许而选择价值时，问题就会出现。这通常是由规则的融合以及"好人"概念的僵化驱使的。这种倾向在团体设置中尤其普遍，所以治疗师需要仔细确认。比如，她

---

[1] 原文如此。根据上下文推测应为"迈克"，疑为作者笔误。——译者注

会特别问到，组员们的价值是由自己认为"应该"重视的东西决定的，还是其他因素（如，父母、文化）让他们有这种价值？这一点很重要，因为这样的规则事实上会妨碍他们接触个人的真实想法。

如果一位组员选择了的价值是为了获得他人的肯定或认同，那么他就会依赖他人的反应。也就是说，为了获得赞同而选择的价值只有在"有效"的情况下才会得到强化。还记得上面的例子中，丹想做一个值得信赖的朋友吗？由于没有得到别人的认同，他准备放弃这个想法。治疗师帮助丹明确，他真正想要的是成为一个值得信赖的人，无论他人有什么样的反应，他都能够朝这个方向前进。

未被强化的价值：通过建立重复的行为模式，组员们朝着价值方向前进，建立一种"有目标的生活"。这很困难。对于某些领域——组员们已经有段时间没有涉足过的领域——这是非常困难的工作。所以，如果没有某种强化行为的品质，让他们朝着价值方向前进，那么这些行为被重复的可能性就会非常低。

这就是为什么治疗师在帮助组员识别价值时，需要非常深入。她想要明确组员们觉得哪些东西有助于价值的强化，并反复确认他们内心希望获得什么。例如，她会问这样的问题："作为一名活在当下的父母意味着什么？那会是什么感觉？"当听到某些似乎发自肺腑的回答（"我将成为一直梦想成为的那种父母"）时，她知道这些回答反映了价值的核心部分。她带领团体进行了练习"垃圾的价值"，可以在附录的补充练习中找到。

再一次，治疗师希望团体刚刚分享的体验能够自然结束。她确保自己没有转移话题并展开新的内容，因此她只是和大家坐在一起。该结束第十次治疗了，一二分钟后，她对组员们微笑，并表示期待下周的会面。

澄清价值的临床考虑

过程与内容：在进行价值澄清时，我们希望专注于内容，帮助组员们用语言表达他们想要追求和真正关心的东西。这是一个有意为之的过程，因为从言语上把可行的行为与内心深处的价值联系起来，可以帮助组员觉察并做出发自内心的选择（而不是让他们陷入困境的选择）。然而，我们也强调有价值生活的整体过程。ACT 中的价值是指重要的、有意义的生活，而不是到达某个地方。

时机：虽然价值可以在治疗的任何时候被引入，但治疗师基于 ACT 的三大支柱——开放、专注与投入，以顺序方式带领团体进行 ACT。价值属于最后一个支柱，与许多其他过程一起进行。然而，正如治疗师所做的那样，我们可以在整个治疗过程中抓住引入价值的时机，并进行深入的探讨。

显性干预与隐性干预：上文提到，在整个治疗过程中，我们要抓住时机引入价值。例如，我们可能会说，"所以，做一个好父亲对你来说显然很重要"，即便是在还没有开始对具体价值做深入探讨的时候。引入价值之后，我们就会经常使用诸如"识别价值""有价值的生活"和"价值驱动的选择"这些术语。

在这个时候，我们可以自由谈论治疗中出现的所有过程。也就是说，在觉得可能有效的时候，我们会指出意愿、观察想法、接触当下以及体验更宏大的自我。我们甚至可以使用"承诺行动"这个表述，尽管团体还没有特别关注这一过程。（这个表述的意思很简单，所以我们可以直接使用，而不必担心混淆或误解。）

我们也继续使用隐性干预。也就是说，我们在治疗室里的姿态以及对团体的回应，持续提供了示范和强化核心过程的机会。即使只是强调一个特定的想法或核心过程，也可能提升许多组员的能力。例如，想象一下，在讨论价值时，吉娜分享了一些非常痛苦的事情。治疗师本可以继续帮助吉娜将价值用语言表达出来，但她停下来，慈悲地坐在吉娜身旁，与团体共同接触治疗室里的悲痛，帮助吉娜进一步发展意愿和接触当下的能力。

体验与说教： 也许我们围绕价值提供了比其他任何阶段都要多的心理教育。重要的是，治疗师要帮助团体理解价值中的目标，以及价值与目标的差异。我们与组员一起，通过对话和书写努力表达这些价值。然而，我们不会忘记体验式学习的力量，并利用诸如"葬礼"和"垃圾的价值"等练习，围绕 ACT 这一关键原则，创造一种感受的体验。

总　结

在这一章中，治疗师和团体一起进行了 ACT 中澄清价值的核心过程。在两次治疗的过程中，治疗师帮助组员们理解 ACT 中的价值和目标，识别并澄清自己的价值，帮助他们为这些价值制定独立的、可实现的目标，并克服了一些可能存在的阻碍。她在治疗中使用了大量的心理教育，但也通过隐喻和体验练习，帮助组员们接触价值驱动的生活带来的丰富和活力。

在这项艰难的工作完成、价值和目标也都得以澄清后，组员们就到了该向前走的时候了。如果不付诸行动，那么之前的所有治疗都毫无意义。价值驱动的生活是有目标和有活力的生活——行动必不可少。下一个、也是最后一个核心过程——承诺行动，将把这一点放在首位。

第十章

承诺行动

和大多数人一样，组员们会想象：只要自己愿意做某些事情，生活就会变得更好。同样，付诸行动则是另一回事。幸运的是，正如 ACT 中其他所有的核心过程都可以被开发一样，承诺行动的能力也是一种可以学习的技能。最后一个核心过程，实际上是心理灵活性的关键，它将 ACT 中其他所有的核心过程联系在一起。

在这一章中，治疗师将带领组员们学习如何做出行为上的选择（承诺行动），使他们朝着自己的价值方向前进。基于第九和第十次治疗完成的关于澄清价值的工作，她将在最后两次治疗中进行承诺行动的核心过程。然后，她将与组员们一起针对这些价值制定短期、中期和长期目标。她将探讨承诺行动中的阻碍，帮助团体学习如何识别并克服那些妨碍价值选择的事物。最后，我们将看到她如何与团体结束治疗，对他们共同付出的努力表示肯定，并为他们走向重要和有意义的生活铺平道路。

将承诺行动付诸实践

治疗师对团体的评估是，组员们正在以一种促进心理灵活性的方式，发展投入生活所需的技能，并且有了前进的方向（基于个人选择的价值）。她渴望大家现在能真正行动起来——团体只剩下最后两次治疗了。她想在今天的治疗中，与组员们制定并明确一些能够反映价值的目标，并且在本次和下次治疗之间进行实践。

> **治疗策略**：治疗师将以一个聚焦于向有目标的生活迈进的正念练习开启第十一次治疗（参考附录中的补充练习——"确定意向"）。接下来，通过与组员们讨论前两次治疗中明确的价值，她对团体进行评估，并在必要时进行澄清。然后，她会进行一个团体练习，以帮助她实现两个主要目标：促进组员们朝着自己的价值前进；识别承诺行动过程中的常见阻碍。

如上所述，治疗师确定了本次治疗的两个主要目标：（1）通过制定短期、中期和长期目标，帮助组员朝着价值方向前进；（2）识别承诺行动中的一些常见阻碍，以及组员可以如何克服它们。让我们来具体看看这些目标。

1. **制定有价值生活的目标**：治疗师想要帮助组员们针对价值制定独立、可实现的目标。她希望组员们能体验到成就感（指完成了承诺的行动，而不是作为行为的奖励）。她的希望是，通过将成就与行动的选择联系起来，行动（针对价值的承诺行动）本身就会成为内在奖励。通过制定短期、中期和长期目标，她希望帮助组员们找到朝向价值方向的道路。

2. **识别承诺行动的阻碍**：治疗师将通过一个团体练习，阐明承诺行动中的一些常见阻碍。她也知道，当组员们做出承诺并开始行动时，阻碍就会出现。她将利用这些机会帮助他们应用在治疗中学到的知识，以一种促进心理灵活性的方式应对这些阻碍。

制定朝向价值前进的目标

在团体完成了"确定意向"的正念练习后，治疗师与组员们一起探讨关于价值的所有剩余问题，并帮助其中一二位组员进一步澄清他们的价值。由于时间的关系，她很快转向"我的承诺"练习，帮助组员们利用团体设置来明确价值驱动的行动。

我的承诺
（发展和帮助承诺行动）

一位组员在白板顶部写下"我_____的承诺"，然后说出一项愿意为之努力的承诺（如，"戒烟"）。然后，团体帮助这位组员将承诺与特定的价值联系起来，并将其写在白板上（如，"基于成为一名好父亲的价值，我会戒烟"）。接下来，治疗师让组员们在承诺下方分别写下"短期目标""中期目标"和"长期目标"的标题。

然后，让团体与这位组员一起探讨，得出他为了实现价值而愿意采取的行动，并将它们放在适当的标题栏下。

治疗师使用了包含上述三个标题栏的"我的承诺行动工作表"，让组员们写下他们在练习中想到的承诺行动（她将填写好的工作表交给每位组员，以便他们都能记录下自己的历程）。

下面是这些步骤的一个示例。

治疗师： 好的，朋友们。为了健康，巴里承诺去健身房锻炼。让我们一起努力，看看能不能让它成真。大家有什么主意吗？（组员们思考。）

玛　丽： 如果他把健身服放到一个包里，然后放进车里呢？

巴　里： 真是个好主意！这样可能会推着我去行动。

治疗师： 这是个很棒的主意！巴里，你什么时候愿意这么做？

巴　里：今晚回家就可以！（大家鼓掌）

治疗师：太好了！让我们把它列到"短期目标"下面。

继续进行这个练习，直到巴里在每个标题下都列出了足够的条目，白板看起来像是这样：

我的承诺行动工作表
我的健身承诺

基于健康的价值，我承诺将致力于以下行动：

短期目标	中期目标	长期目标
把健身服放进车里	将健身的频率提高到每周 2 次	将健身的频率提高到每周 3—4 次
进入健身房	找到一起健身的伙伴	参加健身课程或加入健身小组
去健身 1 次	发掘真正热爱的健身项目	

如果时间允许，治疗师会让每位组员都填写白板。然而，治疗师想在今天讨论承诺行动中的阻碍，以便组员们在下次治疗之前能够认识到这些阻碍。她再邀请一位志愿者走到白板前，按照巴里刚刚的步骤来做。接着，她问大家是否清楚理解了这项练习、是否有任何问题（组员们表示他们能理解）。然后，她把空白的"我的承诺行动工作表"（参考附录）递给其他组员，让他们花几分钟的时间填写表格。（被邀请到白板前的组员也在做同样的事情——把识别到的目标都记录下来。）在组员们填写表格时，治疗师会进行观察并根据需要提供协助。大约 15 分钟后，每位组员都完成了承诺行动，并确定了一些具体的目标。

治疗师一直在思考巴里的目标，她对巴里在白板练习中的反应感到有些疑惑。巴里说他想去健身已经有一段时间了，但她不确定阻碍他的东西是否已经消失了。巴里无尽的热情让治疗师猜测，他是否认为自己的问题已经解决了……她决定用这个假设与团体一起探索阻碍。

治疗师：巴里，你看起来对此很兴奋。显然，恢复健康对你来说很重要。我想知道你以前为什么没有尝试这么做。（好奇地看着他）

巴　里：是的，你说得对。这曾经让我很沮丧。我想去健身，但就是找不到去健身的动力，虽然我知道这对我有很多好处。

治疗师：现在有什么不同吗？

巴　里：我太兴奋了！我真的很想去。

治疗师：你以前有过这种兴奋的感觉吗？

巴　里：是的，我以前也曾有过。但是，我不知道——后来就没有动力了。

治疗师：感觉很兴奋，然后没有动力了。你花了多长时间等待动力的出现？

巴　里：嗯，有好几年了。

治疗师：如果你不等到动力的出现，就去健身呢？

巴　里：（有点吃惊）嗯？

治疗师：如果"感到兴奋"或"有动力"是可以觉察的体验，而不是需要等待的东西呢？如果你在没有动力的时候去健身呢？如果你明天就去行动，即使你依然没有感到兴奋呢？

巴　里：（慢慢地）好吧，不管怎样我都可以去行动。

治疗师：（不置可否地）嗯。或者你可以再等些动力，或者只有在感到兴奋的时候再去。

巴　里：不，过去我一直都是这样。（沉默、思考）不，我已经等得够久了。

> **治疗师：**（诚挚地）我期待着听到巴里以及你们所有人下周过得怎么样。任何阻碍你们以想要的方式去生活的事情都可能会出现。你们可能会对这些行动感到兴奋，也可能不会。但无论发生什么，希望你们选择前进，朝着生活中你们认为重要的目标前进。

在剩余的时间里，治疗师继续与组员们探讨潜在的阻碍，利用他们自己的经验，帮助他们理解承诺行动不是某种特定的感受方式（如，有动力的、明确的、舒适的），相反，它要带着周围出现的一切，朝着选择的方向前进。

由于时间关系，第十一次治疗告一段落。本次治疗涵盖了承诺行动的所有要点，这些也是治疗师希望组员们能在知识层面掌握的——现在也是时候付诸实践了。她非常希望组员们能够体验到根据价值去生活是什么感觉，也希望他们能够意识到（甚至体验）可能出现的阻碍，这样她就可以在下一次也是最后一次治疗中进行处理。

> **治疗师：**好的。大家都明确了下周可以采取的行动。让我们再快速地过一遍，大家都说出自己的承诺。（组员们说出自己的承诺。）太好了。等等，我也想说一个。（思考）"基于成为一个支持性的朋友的价值，我承诺给一个在工作上遇到困难的朋友寄一张卡片。"好了，朋友们，开始行动吧！未来一周请你们做自己的观察者，看看关于这个承诺，你们觉察到了什么——那些浮现的想法、感受，你们做了什么、没做什么，好吗？（组员们表示同意。）太好了，我们下周见！

现在，我们来到了第十二次治疗，也是疗程的最后一次。治疗师意识到还有很多事情要做。她希望与组员们共同探讨上周治疗中的承诺行动，真正把所有核心过程结合在一起。也就是说，她想要展示如何应用这些能力去促进承诺行动，以及认知融合、回避、对规则和自我概念的僵化如何作为一种始终存在的选择。她希望团体认识到，个体在觉察和接纳这些现象的同时，可以做出有效的行动。她想让团体再次与观察性自我联系起来，那是一种始终存在的、更宏大的、完整的觉察。最后，她想对团体的努力和组员们的参与表示感谢。

治疗策略：治疗师会将一个简短的正念练习作为第 12 次治疗的开始，这个练习叫作"我承诺的行动"（My Committed Action）。练习同时也关注观察的自我（Observing Self），即观察者。她想让组员们在专注于承诺行动之前，重新体验观察性自我。她认为，本次治疗的主要目标是继续将核心过程联系在一起。她希望所有组员都能理解如何将心理灵活性直接应用到生活中。她将带领大家讨论上周的承诺行动，发现并解决组员们在生活中遇到的阻碍。她想预留足够的时间来进行体验练习"不断缩小的生活空间"（My Shrinking Life Space; M. Schmitz, personal communication, 2012），它反映了组员们经历的挣扎和眼前的机会。她将在治疗结束时表达对团体的感谢，并请组员们分享所有想要分享的内容。

将所有过程联系在一起

治疗师完成了简短的正念练习"我承诺的行动"（强调觉察到谁在觉察；参考附录中的补充练习），然后直接进入关于组员们如何执行承诺行动的讨论。在倾听组员们谈论自己的经历时，治疗师很好地抓住了一些常见的陷阱。

治疗师：吉娜，你怎么样？我记得你上周选择了一个非常具有挑战性的承诺行动。你打算告诉你妈妈，不去参加妹妹的生日派对？

吉　娜：（看起来很困扰）是的。我做到了，但是——

治疗师：你做到了？太棒了！［尽管留意到了"但是"，但治疗师想首先强调吉娜对承诺行动付诸了实践。］

吉　娜：是啊，但是之后我感觉很糟糕。那种负罪感又来了。我在想自己做得对不对。

治疗师：（深入）就是这样，吉娜。你做得太棒了！你上周说得很清楚，为了照顾好自己，你选择不回家。你也很清楚将会出现的想法和感受，看：你做了选择，然后它们出现了。你产生了负罪感，觉得自己做错了什么。

吉　娜：你可能要说，我不应该把想法当真。

治疗师：（温和而坚定地）当我说你把想法当真或不当真的时候，我是百分之百认真的。但这毕竟这是你的生活。无论选择哪种方式，继续前进还是停下来，都将产生正面和反面后果。只有你自己才能决定愿意或不愿意经历什么。（吉娜安静地思考着。团体沉默了，但组员们都在专心地倾听。）

吉　娜：（慢慢地）不，我想我做了正确的选择。对我来说就是这样。我肯定会为此感到内疚的，不过无所谓了。

治疗师：（把注意力转向团体，逐渐深入，但同时努力不让吉娜知道自己做出了"正确"的选择——这是一项棘手但重要的工作）。在做出这个选择时，吉娜愿意接纳随之而来的想法和感受。她觉察到这些［接纳、接触当下］，观察到出现的想法，但不相信它们［认知解离、观察性自我］，并做出选择，使她离自己的价值更近［澄清价值、承诺行动］。

治疗师：（停顿一下，让话题深入；吉娜看起来对自己很满意）真正值得关注的是，如果我们朝着自己的价值迈了一大步，也许我们将以某种方式获得回报；或者当我们做了"正确"的行动，那种不适感将不再出现；又或者如果不适感还是出现了，那意味着我们做了"错误"的行动。感受总是来了又走，想法也是一样。但与此同时，你以一种想要的方式在这个世界上生活。

　　治疗师意识到，这是引入隐喻"公交车上的乘客"的最佳时机（改编自"公交车上的乘客"；Hayes et al., 2011），于是她带领团体进行了这个隐喻练习（参考附录中的补充练习）。之后，她强烈地感觉到，这个隐喻对整个团体都非常有效。组员们都在点头——房间里的氛围令人振奋——她感觉 ACT 的全部意义都已经着陆。现在，她将再进行一个体验练习，为整个疗程画上句号。

　　治疗师已经准备好了练习"不断缩小的生活空间"所需的讲义（可以在附录中找到）、笔和胶带，并分发给组员。接下来，按照下列步骤进行。

不断缩小的生活空间

　　治疗师指导团体填写讲义，通过例子帮助他们（如，写下有意义的事情、有明确目标的事情、你曾经做过的事情、你不再做的事情）。她解释说，这些都是他们过去经常做或者一直想做的事情，但头脑中的想法阻止了他们。她还提供了一些例子，例如"过去我常常与朋友们在一起"和"我一直想学吉他"。（注：在描述组员们生活中那些曾经存在，但现在已经消失的方面时，这个练习更具有说明意义。所以我们建议把"一直想做的事情"这一部分留到组员们被困住的时候填写。这种情况可能发生在还没有经历过这种失败的年轻人身上。）

　　然后，治疗师让组员们把写有"停止做的第一件事情"的那一页撕下来，然后进行讨论。（为了节省时间，她建议组员们用一二句话概括。）她举了这样一个例子："我以前会弹吉他，但在一次试演中被淘汰后，我觉得自己再也无法胜任了。从那以后我再也没有拿起过吉他。"（如果你有充足的时间来进行这个练习，那么加入一些失败的体验是很有力量的。例如，在吉他的例子中，你可以让这位组员接触过去那个时刻的感受，以及觉察这段埋藏在内心深处的经历意味着什么。）

当每个人都发言结束，她让组员们安静地撕掉所有不再属于他们生活的东西，留下仍然属于他们的那些。（有些人可能会有一二件事留在纸上，有些人可能没有——这都是可以的。）治疗师邀请他们在撕纸的时候充分接触自己的体验。这会引发强烈的情绪，所以治疗师要谨慎地留出足够的时间和空间来应对房间里出现的任何情况。然后，治疗师让组员们拿起讲义，探讨看着讲义的感受。

接下来，治疗师邀请组员们拿起一张被撕掉的讲义，识别自己愿意实现哪些短期目标以将这张纸重新放回生活中。她让组员们把目标写在纸的背面，然后把纸贴回去，把写有事情的一面向后、写有短期目标的一面向前。例如，丹想花更多的时间与女儿们在一起，他可能会这样写："我要给前妻打电话，安排一次父女的见面。"然后，他把这张纸贴回去，并把写有目标的那面向前。治疗师会鼓励组员们互相帮助来识别目标，但也会强调，如果有人现在不愿意这么做，也可以选择将纸留着。

治疗师让每个人都拿起他们的讲义，并把刚才的纸贴回去。她邀请他们描述现在的生活空间是什么样的。如果时间充裕，治疗师还可以让组员们分享一个或全部承诺行动的计划，把撕下的纸带回他们的生活。她让大家找出今天愿意做的一件事，以重新融入生活。最后，她让每个人都站起来说："为了我_____的价值，我愿意_____。"

治疗师鼓励组员们把这张纸留在身边，如果可能，甚至可以贴在冰箱上，作为有价值生活的真实体现。

（Schmitz, personal communication, 2012; *承诺行动*）

承诺行动的临床考虑

过程与内容：在这里，内容很重要。倾听并发现组员们愿意对什么做出承诺，并留意到成功路上的常见陷阱，这是非常必要的。不要忘记对非言语线索的觉察，并且始终保持对事物如何发挥其功能的思考。例如，如果看到一位组员在承诺时畏惧不前，我们就会让团体对此进行探讨。最终，承诺行动是关于过程而不是内容。无论路上出现了什么内容，治疗师都要引导组员**前进**。

时机：随着核心过程的推进，组员们会表现出差异。在承诺行动的阶段，这种差异可能变得特别明显。也就是说，一些组员可能精力充沛，准备在生活中行动起来；另一些组员却突然再次陷入关于投入生活的各种想法而不能自拔！通常情况下，在处理这些差异时，团体设置非常重要。陷入困境的个体会向那些尽管感到不适但仍勇往直前的同伴学习；那些在此刻表现出更高的心理灵活性的个体也会向陷入困境的同伴学习——即使是治疗效果最显著的组员，也不可避免地会陷入困境、发现过去的行为死灰复燃。我们要留意到治疗室里发生了什么，利用每一个机会将组员们的体验与核心过程联系起来。

显性干预与隐性干预：在治疗过程中，价值会显现出来。它将体现在组员们的言行上，会清楚地反映出什么使他们痛苦、什么使他们快乐。我们要利用这些机会，温柔地指出价值的存在（如，"看起来，你很想成为一个好妈妈"），并在后续的治疗中进行深入的探讨。我们还可以帮助团体接触违背价值生活引发的痛苦，以此进行价值的澄清。当我们明确地进入这个核心过程时，我们会直接讨论有价值的生活，提供关于 ACT 如何区分价值与目标的心理教育，帮助组员们将自己的价值用语言表达出来。

体验与说教：我们看到治疗师如何使用心理教育帮助组员们发展

朝向价值的承诺行动，并积极地将这些概念联系在一起。她通过对话和示例，帮助团体理解这些能力如何与每个人的生活息息相关，以及，最重要的，有价值的生活可能带来什么。这展示了我们如何有意识地利用ACT中语言的力量，将价值与行动联系起来，并通过让组员们清晰地表达自己想要的生活——口头的和书面的——来加强这一点。

再一次，我们充分利用了体验式学习，确保组员们有机会感受到，将这些能力付诸实践可能会带来什么。重要的是，要帮助组员们建立两方面的联系：生活中的痛苦正变得渺小；生活充满了意义——属于他们自己的意义。

心理灵活性需要不断的练习。生活中将继续出现阻碍，头脑中将继续浮现让我们停滞不前的理由和借口，感受将继续不受控制。以一种崭新的方式带着它们去生活，这需要反复的练习。不过，治疗师已经教给了团体一些技能，让他们开始尝试。组员们知道了以充满活力和投入的方式去生活的感受。他们接触到了更宏大的自我、将自己作为一个整体去体验，并在朝着一个重要的方向前进时，感受到了顺其自然带来的内心释放。

最后一次治疗即将结束，治疗师发现自己非常感动。她凝视着组员们，对他们在治疗中的表现充满感激。她付诸行动，向大家分享了自己的体验，然后邀请组员们进行分享。当分享结束时，治疗室里充满了各种情绪。团体安静地坐着，享受着这一时刻。

总　结

当选择致力于价值的追求时，组员们就有了创造生活目标的路线图。在这一章中，治疗师和团体一起发展了这种能力，帮助组员理解承诺行动如何让治疗中学到的东西发挥作用。她帮助组员们塑造一种以价值为导向的生活，学习如何预见、识别并最终克服可能存在的阻碍。她提供机会让组员们练习和使用这些技能，从而巩固核心过程并为未来铺平道路。最后，她对团体的参与表达了敬意，分享了自己的体验，并为组员们提供了分享的机会。

至此，我们已经完成了本书的应用部分，完成了帮助组员们以开放、专注和投入的方式去生活的核心过程。我们收录了一些最常见的练习和隐喻，因为它们是让团体治疗更进一步的有效方法。另一个原因是，本书是入门级别的读物，我们希望刚刚接触 ACT 的读者能够了解那些经典练习和隐喻（如，"柠檬，柠檬"练习、"洞中人"隐喻、"你是观察者"练习）。然而，对于已经熟悉 ACT 的读者，我们也希望你们能够获得一些补充练习来丰富治疗手段。幸运的是，有很多练习和隐喻可以在团体中带来强大的影响。有兴趣的读者可以参考附录的补充练习，这是一个很棒的 ACT 团体练习汇编，包含了经典练习和新的练习。

第十一章

不同类型的 ACT 团体

写这本书的挑战之一，是如何设置第四至第十章中描述的团体。ACT 已在各类人群和设置中（如，精神科病房、长程和短程的治疗项目、门诊团体）以各种形式（从每周数小时的沉浸式治疗到单次干预）得到有效实施。事实上，ACT 模式的优势之一就是它的设置非常灵活。

请记住，ACT 是一种原则导向的治疗，这很重要。它通过六大核心过程来提升心理灵活性，不依赖于特定的内容，也不需要特定的顺序或技术。这些过程的相互关联能够进一步增强灵活性。团体带领者可以聚焦于自己认为对团体最有效的核心过程，同时明白选择一个过程并不意味着舍弃另一个，而是专注于对组员尤为重要的某项能力（其他相关能力很可能起到促进作用）。

我们所演示的是一个在门诊进行的、每周一次的封闭式团体。治疗师以一种连续的方式，讨论了 ACT 的所有核心过程。我们认为，这提供了一个最佳机会来充分探索每个过程，展示它们如何在治疗中得以体现，以及如何引导组员去提升相应的能力。

人们很容易将这种方法误解为是刻板的或内容导向的，但我们已经努力证明了事实并非如此。例如，我们展示了这种方法不一定是线性的，治疗师可能会停留在一个核心过程中，或者根据团体中发生的事情重新回到先前的过程。我们还展示了治疗师如何识别并有效地处理治疗过程中自然产生的过程，无论这个过程在顺序上处于哪个位置。我们解释过，连续的方式更适用于明确指出的内容，而非实际处理的过程。也就是说，即使选择某个过程作为某次治疗的主题，也有很多方式可以进一步提升组员关于所有过程的能力。我们提供了很多例子来说明这一点是如何实现的。

对于这种方法，我们希望读者在理解了这个过程以及如何识别并利用团体动力后，就能知道如何将这种方法应用到其他类型的团体中。为了加强转化的能力，我们将在这一章演示其他不同类型的 ACT 团体。我们选择了一些例子，反映了团体类型中一些最显著的差异：（1）开放式、人数不定的团体（组员可以自由入组或离开）；（2）短程的、只有4 次的住院团体；（3）开放式的连续团体；（4）单次团体干预。在探索这些情境时，我们将会讨论起作用的关键因素，以及这些因素如何影响治疗。最后，我们将探讨不同类型的团体中出现的挑战，并提供应对建议。

团体类型一：开放式、人数不定的团体

我们要探讨的第一种类型，是对组员完全开放且参加人数可变的团体。稍后，我们将讨论这个示例团体的具体设置及用意。但首先我们要讨论的是，开展这类 ACT 团体时会出现的更常见的问题。

团体类型一的临床考虑

团体凝聚力 / 支持：尽管有着时间限制的封闭式团体可能更容易让组员凝聚在一起，但允许组员来去自如的设置并不妨碍支持性的团体氛围。事实上，通过在 ACT 模式下工作，治疗师可以建立起一种强大的团体精神，即便每次治疗中的组员都是不同的，但这种精神会随着整个团体的发展而发展。通过持续示范和强化技能，如接触当下、意愿和承诺行动，治疗师可以建立一种促进成长的团体氛围，从而塑造组员的行为。在后面的示例治疗中，我们将演示如何做到这一点。

选择关注的重点并将事物联系在一起：可以说，在开展这种类型的 ACT 团体时，这是最具挑战的临床考虑。由于组员人数不断变化，我们不能依靠多次治疗来达成一致意见或把事物相联系。如何在每次治疗中进行足够的 ACT 来帮助在场的组员？我们要记住 ACT 实用主义的目标——帮助来访者摆脱困境，在生活中继续前进。考虑到这对特定的组员来说意味着什么，就会清楚治疗的重点。此外，在强调 ACT "迈出一步"的目标时，我们可以迅速着手进行有意义的工作。正如我们将在下面的示例中看到的，"迈出一步"涉及所有的核心过程。我们会迅速看到组员们的困境，并将有足够的机会帮助他们提升摆脱困境所需的能力。

以一种简单、容易上手的方式引入核心过程：在这样的团体中，可能有第一次参加的组员，也有每周都参加、坚持了几个月的组员。例如，一位组员对如何**观察**想法而不是**通过**想法观察非常熟悉，而另一位新组员则完全没有这方面的经验。这意味着在团体中，使用通俗易懂的语言，并准备几个随时可用的练习，为关键概念提供简单说明，将是特别重要的。对治疗中当下例子进行工作，将是治疗的关键。

必须强调的是，ACT 模式在这里非常奏效。所有的核心过程都会在每次治疗中发生，这提供了充足的机会，让治疗师指出他（她）认为对团体有帮助的任何东西。此外，熟练与否并不重要，即使某位组员已经听过并练习了十几次认知解离的过程，仍然可以从持续的练习和应用中受益。

保持新鲜感：随着治疗师对 ACT 越来越熟悉，他们经常发现自己可以创造新的练习，或者使用组员们分享的隐喻。当然，治疗师可以利用大量的练习和隐喻来保持治疗的趣味性。然而，值得注意的是，人们在一开始会对"新鲜"感到压力。换句话说，团体的活力来自治疗师和参与者之间的即时联系。组员们开展互动，分享彼此的想法、感受和日常经历，将提供大量机会为治疗注入活力和意义。

保持动力：当组员已经参加了很长一段时间的治疗时，保持前进的动力很重要。这些组员很容易满足于取得的成果，把自己当作"小治疗师"，从而逃避治疗。治疗师要留意他们的言语承诺，并密切关注那些被困住的组员。

团体类型一的设置

这是一个在门诊开展、主动参加（自愿）、人数不定的团体，适合那些正在与成瘾问题斗争的患者。这个团体每周进行 2 次治疗，每次 50 分钟。让我们花些时间看看这些设置。

门诊：关于组员寻求门诊而不是更密集的治疗的原因，有很多种解释。从实用主义的角度来说，他的社会功能良好，因此不需要住院。也有可能他在与 ACT 的理论不相符的语境中待了很长时间。在治疗成瘾问题时尤其如此，所以额外的支持（如，个体治疗、ACT 的补充文本和讲义、阅读材料、匿名戒酒会）以及两次治疗间的作业将会很有帮助。

主动参加：这是指组员们意识到自己遇到了麻烦、需要帮助。自愿性是"治疗的黄金"，可以用来引导组员迈向有价值与活力的生活。治疗师可能有机会利用这种动力——寻求治疗——作为心理灵活性的一个例子。也就是说，尽管组员们有不同的想法和感受，但他们依然会出席团体（表现出意愿、认知解离、澄清价值和承诺行动）。

人数不定：组员们可以自由来去的事实，意味着每次治疗都需要一些东西让他们努力保持清醒。在这里，治疗师无法奢侈地去逐步建立案例，而是需要在每次治疗中都触及问题的核心（我们将很快演示这一点）。选择能够反映所有或大部分核心过程的体验练习和隐喻将成为关键。

每周 2 次，每次 50 分钟：如前所述，我们无法确定每个人什么时候以及多久参加一次团体。因为每周 2 次的设置，可能有些组员会经常参加，而有些组员很少出席。治疗师可以通过定期参加的组员帮助新组员或不常参加的组员取得进步。他还可以回顾之前的讨论，以对一些组员的关键想法予以强化，并向其他组员介绍这些想法。

50 分钟的时间并不多，尤其是当组员人数较多的时候。治疗中很容易发生偏离轨道的情况。提前为每次治疗做一些准备，将会有所帮助。

成瘾人群：虽然核心过程通常适用于全人类，但 ACT 的实施方式肯定受到团体成员的影响。使用哪些练习和隐喻、使用什么词汇、是否以及如何深入探讨一个话题……所有这些都要根据团体和治疗目标考虑。

如果我们从团体的角度考虑这些选择，ACT 过程中的认知解离、意愿和承诺行动就会脱颖而出。换言之，组员进步的核心是观察的能力，而不是相信那些与药物滥用 / 酗酒相关的想法和感受。也就是说，觉察并单纯地抱持产生的冲动和不适。这将引导治疗师在每次治疗中创造和寻找机会，来提升这些技能。

治疗师也会寻找机会帮助组员们接触内心深处的价值。显然，有什么东西让他们聚到一起了。澄清他们的价值——他们希望如何在这个世界上生活——将是至关重要的工作。

团体类型一的示例

我们将描述一次假想的治疗，来说明 ACT 在这类团体中可能是什么样子。在这次演示治疗中，治疗师将以一个正念练习作为开始。他发现，对于那些与成瘾问题斗争的个体来说，接触当下是非常困难的，因此他想提供一个练习的机会。以正念练习作为开始也为治疗奠定了基础，标志着这是一个 ACT 团体，并提供了治疗架构。

治疗师特意让本次治疗的剩余部分保持开放。他想为组员们留出空间，但同时也通过 ACT 视角观察治疗中发生的所有事情。他将不断寻找机会来讨论 ACT 的核心过程，帮助组员意识到不足（如，在应该表现出意愿的时候出现回避、在应该简单观察想法的时候产生认知融合），并提供机会让他们发展这些能力。

这并不是说治疗师没有设置议程。简单地说，他要帮助组员们保持头脑清醒，在生活中继续前进。ACT 的每个核心过程都体现在这个基本目标中。通过把这个目标放在首要和核心的位置，治疗师知道团体将积极地处理那些让组员们陷入困境的问题，并发展摆脱困境所需的技能。

最后，治疗师准备了几个对当前团体非常有用的 ACT 隐喻和练习，并且，鉴于团体的开放性，这些隐喻和练习能很好地反映所有的核心过程。由于认知解离和意愿对于保持头脑清醒非常重要，他特别准备了体验式练习，帮助组员们发展这些技能。他将利用这些练习，将重要的 ACT 概念和技能联系在一起（参考附录及第五至第十章中描述的补充练习）。

现在我们看到，组员们已就座，准备开始本次治疗。

治疗师： 欢迎大家！

（组员们在就座时相互打招呼。）

治疗师：（留意到来了一位新组员）你好，我是汤姆。你第一次来参加吧？

新组员： 是的，我是迈克。

治疗师： 嗨，迈克，欢迎你。（环顾四周，看到一位有段时间没有参加团体的组员）。嘿，杰克！很高兴见到你！

杰　克：（看起来有点害羞）嘿。是啊，最近有点不顺。

治疗师：（理解地微笑并点头）我很高兴你选择来这里！我很想听听是什么促使你来这儿的。但先让我们花点时间来集中注意力，一起做一个快速的正念练习来接触当下。

注意，治疗师对杰克"有点不顺"的反应集中在过程而不是内容上。也就是说，治疗师没有问他为什么不顺，而是关注到他做出了一个行为的选择——承诺行动——之后，他很快就转向言语强化（即，"我很高兴……"）。杰克的行为使治疗师假设他体验到一些羞耻感。治疗师没有试图缓和杰克的感受，他的反应（包括温暖的非言语行为）旨在：（1）强调哪些是杰克能控制的（是否来参加）；（2）削弱杰克的头脑给他带来的影响（如，治疗师会评价他，或是对他感到失望）。

治疗师：（对新组员）迈克，你熟悉正念吗？

迈　克：唔，我不确定……不太熟。

治疗师：（对大家）谁能告诉迈克，正念不是什么？

某组员：不是钻牛角尖（大家都笑了）。

治疗师：（跟着笑）没错，是这样。（对迈克）正念不是钻牛角尖或试图放松，或努力想变成什么。我们只是在任何特定的时刻觉察自己的想法、感受和感觉，看看发生了什么。我们倾向于保持头脑清醒，这是一种回归生活的方式。

在这个案例中，治疗师只会花 3～5 分钟引导团体进行正念练习。他会简单地引导组员们留意房间里的声音、自己的呼吸以及在练习时出现的想法和感受。他不想让组员们在治疗还没正式开始之前就失去了兴致，而且他知道，对那些正在与成瘾斗争的人来说，仅仅以这种方式坐着就是非常大的挑战。如果团体成员都是固定的参与者，那么他可能会选择做一个更长时间的正念练习。

治疗师：（正念练习结束后）杰克，也许我们可以从你分享的开始——最近你有点不顺。你经历了什么？［这个词的选择很慎重——这里治疗师在为认知解离、经验性自我和观察性自我做铺垫。］

杰　克：（犹豫）呃……我又喝酒了。（停下来，看看周围的人的反应。治疗师充满慈悲与理解地对杰克点点头，什么也没说。杰克等待着更多的反应，但大家都遵循治疗师的引导，静静地坐着。）

杰　克：就是这样。（靠在椅子上，示意他已经准备好继续了。）

此时，治疗师选择静静地坐一会儿。他假设杰克正试图摆脱不舒服的感觉，并利用这个契机帮助杰克发展出意愿而不是回避。也就是说，他不希望杰克的行为起到回避的作用，所以他没有按照杰克的示意继续前进，而是示范了如何允许这种体验存在，然后为杰克创造了一个机会去做同样的事。

治疗师：杰克，我不知道你这样说时会有什么感觉。此刻你体验到了什么？

杰　克：我感到尴尬！我很生自己的气。（沉默，大家静静地与他一起坐着）

杰　克：（突然不安地在椅子上动了动）我不知道。我根本就不应该在这里！（看了看钟）

治疗师：是啊，看起来你想从椅子上飞起来！（杰克沉默了。）

在这里，治疗师注意到杰克的不适和明显想离开房间的愿望（回避），注意到杰克与他的想法融合在一起，并假设他的不安、盯着时钟、甚至他的愤怒都是出于回避其他不舒服的感觉的目的（表明杰克在意愿、接触当下、认知解离上的欠缺）。

治疗师：我真的很欣赏你的真诚，杰克……告诉别人自己的感受是不容易的，但是你做到了。〔治疗师本可以关注回避，但他选择强化杰克表现出来的意愿和承诺行动。〕

治疗师：（对大家说）我们已经在这里讨论过意愿……谁能和迈克分享一下我们所说的意愿是什么意思呢？

某组员： 接纳是允许你所有的体验存在。你知道的，不好的想法或感受。不要试图回避它们。

治疗师： 没错，无论是喝酒的冲动，还是痛苦的想法，或者只是感到坐立不安。但这并不容易，不是吗？（组员们点头表示同意。）即使是现在，这里也发生着各种各样的事情。所以，杰克表现出了他的接纳，愿意跟大家分享，尽管他对自己又喝酒了这件事感到不开心，尽管他对这里会发生什么有各种各样的想法。（对杰克）可以这样说吗，杰克？（杰克点头）。现在我们都有一些体验。（停顿，示范如何接触当下）我觉察到自己对杰克出现在这里感到高兴……我也有很多想法……（对大家）你们觉察到什么呢？

某组员： 我感觉很紧张。

某组员： 我完全理解杰克的意思。我们都有过酒瘾复发的时候，这一点都不有趣。

治疗师： （专注于核心过程）是的，我们在团体中遇到过很多困难，就像现在一样。注意我们是如何觉察并允许它存在的。（对迈克）这就是我们所说的意愿。各种各样的想法、感受，甚至是感觉都会冒出来，而且，我们其实不必去纠正、回避或压抑……我们可以选择简单地持有它们。（和大家一起静静地坐一会儿）

治疗师： 杰克，我想知道是什么让你选择来参加团体。你还记得做出这个决定时你有什么感受吗？

杰　克： （看起来平静了一些）我只是知道我需要来。如果不来，我可能又会喝酒了。

治疗师： 哇哦！能再说说为什么不喝酒对你这么重要吗？

杰　克： 我想回到我的生活！我想成为孩子们的好爸爸……想保

住我的工作……如果我又开始喝酒，就什么都做不了。

治疗师：所以你对自己是什么样的父亲、对自己的工作有一些价值倾向——

杰　克：当然。

治疗师：然后，你选择今天来到这里，追求这些价值，即便对此有各种想法和感受。

杰　克：是的。我真的不想告诉大家我又喝酒了。但……其实也没那么糟。

治疗师：是的，尽管你的头脑告诉你今天可能会发生各种事，但你还是来了！

在这一点上，治疗师感到已经强调了关键的过程（如，意愿、认知解离、价值、承诺行动），他想把注意力转向其他组员。这时，引入一个练习或隐喻来强调正在发挥作用的过程会非常有效。"公交车上的乘客"这个练习会很好用，例如，杰克被描绘成驾驶公交开往头脑清醒的状态，但一些不守规矩的乘客试图进行干扰（如，复发、尴尬、害怕被评价；关于该隐喻的详细描述，以及它如何作为一个体验练习来完成，参见附录的补充练习）。这样可以向新成员介绍强大的 ACT 隐喻，同时也能使经验丰富的组员受益。我们不认为重新使用之前引入过的隐喻有任何问题——事实上，当我们将熟悉的隐喻应用于新的情境时，核心过程的适用性将变得更加清晰。

当治疗接近尾声时，治疗师邀请组员们花一些时间去思考，他们想通过团体实现什么目标。之后，再让组员们考虑，他们可以采取哪些行动来保持头脑清醒。他邀请了一位经验丰富的组员进行示范。

治疗师：格伦，你愿意分享你的想法吗？为了保持头脑清醒，本周你会采取什么行动？

格　伦：我周四要来这里参加团体。我还打算参加一个朋友的生日派对——一个大派对。

治疗师：很好。结束前，还有谁想分享吗？（几位组员进行了分享。）

治疗师：（结束治疗）好的，谢谢大家。迈克，感谢你参加今天的团体治疗。

在这个示例中，我们看到了 ACT 如何在开放式团体中进行。从本质上说，每次治疗都是独立的。通过保持对 ACT 核心过程的聚焦，治疗师在 50 分钟的治疗中，帮助团体发展了保持头脑清醒所需的能力。然而，这个示例与单次干预的 ACT 团体之间有一个重要的区别。尽管二者都需要足够的实质性内容来使治疗更具建设性，但开放式团体的持续性在治疗中有重要作用。在整个过程中，治疗师利用了团体会一直持续的事实（如，从更有经验的组员处寻求帮助）。他会感觉到自己建立了一种能够促进治疗的团体氛围。

团体类型二：短程团体

有许多原因可以解释为什么治疗师只有几次治疗的时间来开展 ACT 团体。通常，治疗师针对的是一个特定的临床问题，例如，慢性疼痛、愤怒、抑郁……还有很多。（更多内容请参阅国际语境行为科学协会的网站。）正如我们看到的，不同类型团体的特征影响着开展 ACT 的方式。在这个示例中，我们将选取一个在门诊进行、医生推荐的、组员有抑郁诊断的团体，两周内进行 4 次、每次 90 分钟的治疗。下面我们将关注与这个示例团体相关的一些临床考虑。

团体类型二的临床考虑

有抑郁诊断的组员：这个团体的组员由医生推荐来参加（但不是

必须），这表明了他们的问题的严重程度。也就是说，他们曾寻求抑郁症的治疗，接受了诊断，并被认为需要额外的治疗。与抑郁症状的斗争表明他们的 ACT 核心过程存在不足。例如，我们可以预见，组员会与想法高度融合，并且存在经验性回避。他们在经验性自我方面也可能有很大的缺陷。也就是说，与抑郁斗争的个体通常认为自己有抑郁症——就好像抑郁降临到他们身上并压倒了他们，而不是把抑郁看作体验到的一系列想法、感受和感觉。对团体来说，觉察持续发生的体验非常重要（如，每次治疗中的正念练习；鼓励每天坚持练习；让组员们写下他们在特定时刻的想法、感受和感觉）。这也将有助于他们区分这些内部经验和观察者本身（观察性自我），而治疗本身也将结合体验练习，如"标签检阅"（参考附录中的补充练习），来帮助发展这种能力。

两周内 4 次，每次 90 分钟的治疗：因为这个团体只有 4 次治疗，所以治疗的设计需要让大多数核心过程都能立刻进行。生动的体验式练习，如前面提到的"标签检阅"和"带着头脑散步"（Take Your Mind for a Walk; Hayes et al., 2011）在这里会起到很好的效果（详细说明请参考附录中的补充练习）。团体的简短，也增加了治疗师在治疗间布置作业的必要性，目的是让组员在治疗间持续前进。

当团体有时间限制时，可能的缺点便是很难获得团体动力，特别是与频繁会面的团体相比。这也是布置作业的原因之一——让组员们"迈出一步"（承诺行动）。与疗程更长的治疗方法一样，在整个疗程中划出一条清晰的线索是很重要的——将每次治疗与上一次联系起来，这样就能把所有的治疗衔接在一起。

下面的示例演示了 4 次治疗的情况。

团体类型二的示例

在第一次治疗中，治疗师的任务是建立支持性的团体氛围，并让组员行动起来——因为时间很短！他收集了一些信息，关于组员们如何看待自己的处境，以及"抑郁症"（他们这样称呼它）如何在他们的生活中发挥作用。治疗师使用了类似于第五章描述的创造性无望的技术，与组员们讨论他们试图做些什么来"解决抑郁症"，同时仔细地确认他们的痛苦，以说明这种策略的无效性。这占用了治疗的大部分时间。为了减少回避，治疗师不想过快地进入下一阶段（否则，组员们会认为他提出的内容是"解决方案"）。然而，他也注意到时间的限制，并希望尽快阐明价值，以此推动团体行动起来。他问大家："如果没有体验到这些关于抑郁症的想法和感受（注意体验者与体验之间的区别），你们会做什么？如果不需要与这些东西斗争，你们对自己的生活有什么设想？"

　　在随后的讨论中，治疗师帮助组员们澄清了价值。他以一种温和的方式进行：没有与组员们进行言语辩论来迫使他们接受 ACT 的价值（如，"与其追求幸福——这行不通——不如投入生活？"）。相反，他指出了大家在分享中隐含的价值。

> **治疗师**：（对分享"如果没有抑郁，我就有精力陪孩子并锻炼身体"的组员）你的意思是，如果没有这种提不起劲儿的感受，你会更多地陪伴孩子，也更关注自己的身体健康？
>
> **某组员**：是的（突然泪流满面）。我讨厌孩子们这样看我。
>
> **治疗师**：（温柔地）你真的很在乎这个，在乎你在孩子们面前的表现。
>
> **某组员**：（小声）是的。对，我很在乎。
>
> **治疗师**：这就是我们来这里的目的。帮你重新过上你想要的生活。

　　然后治疗师介绍了澄清价值工作表（Walser & Westrup, 2007；参考附录），并与大家共同浏览了工作表的内容。他强调这些内容（价值）需要来自组员自身，他把这项作业描述为"一种探索，看看你内心深处在乎的是什么。"他让组员们完成工作表，并在下次治疗时讨论。

第二次治疗中，治疗师与大家讨论了澄清价值工作表，并花了几分钟的时间帮助组员们解决遇到的问题或困难。（如果有组员还没有完成，治疗师就让他们在治疗间继续进行。）随后，他转向过分控制的话题（如，纠正策略），表达了大家对生活的渴望给他带来的震撼，指出也许抑郁的经历并不是阻碍他们的原因。他细致地对组员们的经历表现出慈悲与接纳，指出控制或回避可能才是阻碍他们的原因。他采用"拔河"练习（见第五章）展示了与抑郁斗争的痛苦和徒劳，并引入了 ACT 中的意愿。他指出，如果选择放下绳子，大家就可以自由地朝着价值的方向前进。

在第二次治疗接近尾声时，治疗师分发了观察性自我追踪工作表（Walser & Westrup, 2007；参考附录），并要求组员们在体验到抑郁时"做一个侦探"。具体来说，他让大家从现在开始到下次治疗前做两三次觉察——注意到抑郁的感受时，通过这张工作表来觉察并记录持续的体验，写下觉察到的想法、感受和感觉（经验性自我）。最后，他让大家把工作表带到下次治疗中。

第三次治疗中，治疗师的目标是让所有的核心过程发挥作用。他用一个正念练习开启治疗，旨在：（1）为团体提供练习的机会；（2）将意愿与经验性自我相结合（即，他引导大家去觉察练习中产生的想法、感受和感觉，并"像捧着一只蝴蝶一样轻轻地抱持它们"）。他还引导大家"觉察谁在觉察"（观察性自我），并在练习之后讨论了观察者的含义。

接下来，治疗师明确谈论了如何观察想法而不是通过想法观察（认知解离），并将组员们在观察性自我工作中觉察到的想法作为例子。他采用了"带着头脑散步"练习，把能够观察头脑的人称为"观察者"，这就回到了观察性自我的工作。最后，他引入了"标签检阅"练习（Walser & Westrup, 2007；参考附录中的补充练习），以进一步强化观察性自我。因为本次治疗只剩下 30 分钟了，所以他只和一位组员一起进行了这个练习。作为家庭作业，组员们要回顾他们的澄清价值工作表，并在最后一次治疗前明确一项他们要采取的承诺行动。

最后一次治疗以正念冥想开始，然后讨论在上次治疗结束时提到的承诺行动。在探索成功因素和可能的阻碍后，治疗师阐明了六大核心过程：接触当下、意愿、认知解离、观察性自我、澄清价值和承诺行动。通过回顾团体在 4 次治疗中的工作，他梳理了整个疗程，并提供了一份资源清单，帮助组员们继续 ACT 的旅程。最后，治疗师以隐喻"公交车上的乘客"（参考附录中的补充练习）结束了治疗。

团体类型三：开放式的连续团体

ACT 非常灵活，因此很难进行分类！例如，虽然我们可以断言，在第四至第九章中描述的治疗顺序，对关系更紧密、组员始终固定的团体效果最好，但我们也可以举出与该结论相矛盾的例子。事实上，在琼[1] 的焦虑强化门诊项目（intensive outpatient program, IOP）中，她开发了一种团体干预模式，无论新组员在什么时候加入团体，都能以连续的方式进行 ACT。我们将把它作为下一个团体类型，从团体的基本描述开始，然后探讨这种 ACT 团体的临床意义，并提供一个治疗的示例。

该焦虑 IOP 在某个行为健康医院的门诊中心进行。组员通过医院的转诊中心参与该项目，或者从住院患者项目或部分住院项目（partial hospitalization program, PHP）逐步过渡。因此，组员可以在任何时候加入或退出，多数组员的平均参与时间是 4 周。

ACT 以团体干预（平均 8 ～ 12 位组员）的形式进行，周一到周五每天 3 小时。治疗频率和时长允许治疗师以连续的方式进行，因此尽管组员可能在周中甚至周五进入团体，但他们在出院前至少能接受一个完整的 ACT 疗程。由于疗程每周重复一次，大多数患者在 IOP 期间会对

---

[1] 指本书作者之一，M. 琼・赖特（M. Joann Wright）。——译者注

每个核心过程进行多次重温。

团体类型三的临床考虑

让我们来看看这种团体的临床考虑。

开放式团体：行为健康医院必须能够随时收治患者，所以开放、滚动式的 IOP 很必要。这让参与治疗变得更容易，但也带来了特殊的挑战。也就是说，干预要么必须以单次独立的形式进行，要么必须容忍组员的变化。同时，传统的疗程创造了充足的机会来实施治疗，有利于技能的日益提升。琼的团体选择了后一种方法，并开发了一种治疗模式，每天聚焦于一个不同的核心过程，每五天一个循环。其中，接触当下这一核心过程会融入每一次治疗中（将如下所示）。

为了解决团体可能由新组员和已经参与了几周的老组员组成，治疗师会采用一种被称作"脚手架"的技术。"脚手架"是指让经验丰富的组员帮助治疗师向新组员传授核心过程与技能（类似于团体类型一中的情形）。这种方法有几个优点：老组员表达与演示核心过程的行为，有助于新组员学习如何强化这些技能。治疗师也能观察组员们是否充分理解了治疗，并在合适的时候予以澄清或强化。新组员会因此受到鼓舞，并且经常在老组员的进步中获得启发。

琼举了一个例子，她回忆起一个特别的组员在第一次参加治疗（那次治疗聚焦于认知解离）时急于记笔记。当治疗师开始探索认知解离时，该组员打断了她，问道（拿着铅笔准备快速写下答案），"好的，我们该怎么做呢？"治疗师假设该组员对"不知道"感到不安，并借此机会与团体讨论了这个问题。

治疗师：（对新组员）在这之前，你介意我先问你个问题吗？你现在有什么感受？

新组员：我不知道。说实话，我有点迷失了。

治疗师：（理解地点头）这可以理解！我可以说，你问了很多问题，并把答案写下来作为解决问题的方法吗？（新组员点点头。）

治疗师：（对大家）还有其他人也这么认为吗？（组员们笑着举手。）是的，我也是！有时，当我感到困惑或不知所措时，我的头脑就会完全疯掉。［尽管有许多富有成效的方向，但治疗师将团体的注意力指向想法，为本次治疗的焦点——认知解离——铺平道路。］

治疗师：（对一位已经参加团体 3 周、进行了 2 次关于认知解离的治疗的组员）戴维，你能举几个例子说明当你感到困惑或焦虑时，你的头脑会带给你什么吗？

在戴维分享当困惑或焦虑时头脑会带给他什么之后，治疗师可以再让他或另一位有经验的组员描述 ACT 中的认知融合与认知解离（或者，简单一些，描述相信想法与简单地观察想法的区别）。"脚手架"技术不仅丰富了团体学习的机会，也为治疗师提供了持续评估组员进展的契机。

在这种情况下，连续方式的一个潜在缺点是可能有组员在接受完整的疗程前过早地离开，不过这种情况很少发生。然而，考虑到团体的设置和患者的需求，琼和她的团队认为，以这种连续的方式进行 ACT 的优势大于风险。通过向当地知名的 ACT 治疗师转介，并推荐有关个体自我挣扎的 ACT 自助书籍，他们谨慎地降低了组员提前退出的潜在风险。

每天 3 小时的治疗：在这种强度下，动力是一个优势。新组员可以快速跟上进度，老组员可以加深自己对核心过程的理解。充足的治疗时长让心理教育、对话和体验练习相得益彰。让我们来看看每周的干预过程是怎样的。

团体类型三的每周计划

为了团体的发展，IOP 的治疗师们计划进行 4 周的治疗。下面，我们提供了第一周的时间表。治疗师们确保每周使用不同的练习和隐喻，以保持治疗的新鲜感，并最大限度地利用不同的方法来处理核心过程。

关于这个计划，有一些需要注意的地方。首先是通过正念练习来接触当下。因为接触当下不仅是一项基本技能，更是一种需要不断提升的能力（尤其是对那些焦虑的个体）。在这种干预中，组员们将有机会进行每日的练习。

还要注意的是，治疗师在每次治疗开始时，都会回顾组员们在上次结束时表达的愿意付诸实践的承诺行动。（在周五，组员们要选择两项承诺行动：周末两天，一天一项。）每次治疗开始时，组员们都会讨论他们的承诺行动，以及是否完成了承诺。如果完成了，那么他们会分享成功的经验；如果没有，那么就探讨成功路上的阻碍。这种讨论提供了一个机会，让组员们深化之前学习过的核心过程（对于新组员来说，可以逐步开始熟悉）。

因此，治疗的前半部分用于回顾，接着是正念练习。简短的休息之后，下半部分的重点是探索当天的 ACT 核心过程。这个时间表每周保持不变，但如前所述，团体带领人在 4 周的时间内为每个核心过程引入新的练习。

星期一	星期二	星期三	星期四	星期五
回顾周末的承诺行动 正念练习：迎接焦虑	回顾昨天的承诺行动 正念练习：引导意象冥想	回顾昨天的承诺行动 正念练习："别动！"	回顾昨天的承诺行动 正念练习：感觉的站台	回顾昨天的承诺行动 正念练习：第一次观察房间

星期一	星期二	星期三	星期四	星期五
认知解离练习：滑稽的声音	接纳练习：坠入爱河	观察性自我练习：看着我	澄清价值练习：在生活体验中寻找价值	承诺行动练习：追求价值
结束：今天的承诺行动	结束：今天的承诺行动	结束：今天的承诺行动	结束：今天的承诺行动	结束：周末的承诺行动

这个示例详细描述了团体的干预过程，即便是相当结构化的治疗设置，也突出了 ACT 模式的灵活性。当治疗设置和组员满足特定要求时，治疗的益处会得到增强。

团体类型四：单次干预

在探索不同类型的 ACT 团体时，如果遗漏了单次团体干预这种模式，那将会是我们的疏忽。要在如此短的时间内有效地进行 ACT，听起来似乎有些牵强，但幸运的是，这是可以做到的。在很多情况下，这也是团体带领人的唯一选择［我们推荐有兴趣的读者阅读斯特罗萨尔、鲁滨逊（Robinson）和古斯塔夫松（Gustavsson）的著作《彻底改变的简短干预：集中接纳承诺疗法的原则和实践》（*Brief Interventions for Radical Change: Principles and Practice of Focused Acceptance and Commitment Therapy*, 2012）］。

让我们直接进入一个示例。这是一个 90 分钟的治疗，针对最近做过脊髓手术并面临慢性疼痛的患者设置。团体在患者术后回家前的留院期间进行，治疗师每周开展一次这种类型的团体。

团体类型四的临床考虑

以下是在这类团体中进行 ACT 的相关影响因素。

患有慢性疼痛的人群：与慢性疼痛共存是一个重大挑战。患者的任务是接纳他们可能经历的难以忍受的东西——持久的痛苦。然而，他们的选项是要么继续生活，要么停下来。我们立刻会想到坚持这种生活所需要的 ACT 核心过程：意愿和朝向价值的承诺行动。

可能是首次心理治疗：对于这类团体，另一个值得一提的因素是，患者接受这种干预是因为这属于医学流程的一部分。许多患者很可能在此前没有过接受心理治疗的经验。在这种干预中，治疗师使用的语言必须尽可能地清晰和避免术语。

单次模式：要在 90 分钟的单次治疗中传授 ACT 模式的基本内容，这似乎是不可能的。然而，我们可以回到 ACT 的基本目标——让组员摆脱困境，在生活中继续前进，并以此为指导。在这里，治疗师需要一个"钩"，这个"钩"可以在痛苦存在的情况下将患者向前拉。明确与澄清内心深处的价值将会是关键。治疗师还可以预测有价值生活的阻碍：痛苦的体验以及与这种体验的认知融合。发展意愿和学习认知解离，对这个团体来说至关重要。

团体类型四的治疗策略

为了帮助实施，治疗师会介绍一份练习表，这是 D.J. 莫兰（D. J. Moran, 2013）开发的正念行动计划（Mindful Action Plan）的修订版。正念行动计划（参见附录）是一个单页的工作表，可以简单陈述为："我在此时此地，接纳感受，觉察想法，朝向我认为重要的行动"。请留意这里是如何囊括 ACT 所有核心过程的。此外，该工作表还包括一个"待办"清单（反映了承诺行动），其中有目标设定和责任的部分。就像下文演示的，她将把这个工具纳入单次治疗的策略中。

请注意，虽然正念行动计划等工具可以帮助我们将 ACT 提炼为单次干预，但治疗师仍需要对模型有坚实的掌握。在这样的单次治疗中，任何事情都可能发生，通过 ACT 的视角持续观察，并利用核心过程，治疗师将以推动事情向前发展的方式做出反应。

团体类型四的示例

治疗开始前，治疗师对参加者的到来表示欢迎。一如既往，风格非常重要。也就是说，体现和示范核心过程能够帮助创造一个有利于成长的环境。例如，治疗师试图鼓励组员或让他们纠正生活中的体验，这种做法是不明智的。相反，她可以示范意愿、澄清价值和承诺行动。

> **治疗师**：欢迎大家！（环顾团体中的所有人，停顿了挺长时间）你们知道，实际上我有很多复杂的感受。一方面，我很高兴大家来了，因为我相信你们会在这里获得一些有帮助的东西，一些重要的东西。另一方面，我凭什么建议你们如何应对当下的遭遇呢？（组员们聚精会神地听着）事实上，我认为我们应该从这里开始。我真的很想知道，这对你们来说是什么感觉。有人愿意分享当下在你身上发生了什么吗？

治疗师致力于尽快地建立一种支持性的、真实的团体氛围。在开场陈述中，她展示了认知解离、观察性自我、澄清价值和承诺行动，并呼吁其他人分享他们的经验。（注意她的用词，"分享当下在你身上发生了什么"，这是一个经验性自我的过程。）在接下来的对话中，治疗师会寻找一些认知融合的例子，比如被毁的期望，或对未来慢性疼痛的可怕预测。在整个过程中，她将继续示范意愿，确认组员们的想法和感受，同时不去试图纠正他们的体验。

> **治疗师**：所以，现在我们理解了。（长时间停顿）你说的一切对我

来说都很有意义。我很确定如果我是你，也会有同样的感受。那么——（好奇地看着大家）

组员甲： 那么现在怎么办？

治疗师： 是的，完全正确！这就是问题所在！（组员们默默地看着她，思考这一点。）你知道吗，在你的分享中我听到了很多你在意的事情。（对组员甲）很明显，你对不能再和儿子一起打棒球感到很难过。有些东西一定是你很重视的（组员甲突然哭了）。

治疗师： （停顿片刻，然后对组员乙）你非常热爱跳舞……能说说跳舞对你而言最重要的是什么吗？

组员乙： （也很激动）就是沉浸在音乐中，用音乐去表达……我再也无法这样做了。

治疗师： 所以跳舞是你表达对音乐的热爱的一种方式？

组员乙： 没错。

治疗师： 我的头脑再次变得非常忙碌，它告诉我，我没有权利对你说这些。但出于对我的价值的尊重，我还是要问你们：现在怎么办？（沉默了很长时间）你完全有权利选择不再投入生活。在疼痛中生活是很难的。

组员甲： 但我不想停下来。我还是想要生活。

治疗师： （更进一步，对大家）哇！你们能听到这多么强大吗？我、想、要、生、活。（大家都沉默了，陷入了思考）

治疗师： 如果带着慢性疼痛，也能拥有有价值的生活呢？如果你愿意付出，去过一种充满活力的生活、一种能反映你内心深处最在乎的东西的生活，那会怎样？

　　到这里，治疗师已经为意愿、澄清价值和承诺行动奠定了基础。现在可以拿出一些诸如正念行动计划的工具，来帮助组员明确他们的价值，并为这些价值制定目标。

> **治疗师**：我刚刚给了你们一张工作表，旨在帮助你们明确如何从现在开始，按照你的价值去生活。请注意，在讲义的顶部有这样一句话："现在我在这里，接纳我的感受、观察我的想法，同时做我关心的事情。"考虑到这一点，让我们共同努力，以一种反映你们对有意义生活的承诺的方式，来填写这份工作表。[治疗师预料到组员们将继续挣扎，并利用这一点推进工作]

> **组员丙**：你让我接纳自己的感受，但我感到很崩溃。我不喜欢这种脆弱的感觉。在开始对自己感觉好一点之前，我不知道该如何继续生活，而且当我告诉自己"我很脆弱"时，我只会满脑子想着这件事。

> **治疗师**：好的。那么如果你接纳了"我很崩溃""我很脆弱"的想法呢？[意愿]脆弱的人是否可以去爱、去关心、去包容、去给予呢？这些都是你认为对你很重要的品质。[价值]

> **组员丙**：嗯，我想是的。事实上，我一个最亲密的朋友正从腰部以下的瘫痪中存活下来，她具备所有这些品质。

> **治疗师**：你在谈论你的朋友时，和谈论你自己是不同的，这很有趣。你说她"从瘫痪中存活"，而你"很脆弱""很崩溃"。就好像你的头脑在告诉你，"从瘫痪中存活"是可以接受的，而"脆弱"是不行的。[注意，治疗师在这里涉及了认知解离、观察性自我和接纳。]

> **治疗师**：（停顿片刻，让对方思考，然后继续）但我很高兴你刚才说的话，你认识到一个人可以在身体受到伤害的同时，依然以自己想要的方式去生活[意愿、澄清价值、承诺行动]。

在这些示例对话中，所有的核心过程都在发挥作用，但始终如一的重点是，朝着价值的方向脚踏实地向前迈进。

在所有人都完成计划或者至少有了一个良好的开始后，治疗师就可以询问组员们对练习体验的反馈。她在治疗结束时感谢大家在团体中的表现，并表示希望他们能朝着有活力的生活继续迈进。

虽然这些有意义的工作只能在一次治疗中完成，但心理灵活性是一个持续的过程。这些组员（就像我们所有人一样）有一生的时间去追求价值。幸运的是，ACT 的资源非常丰富，包括自助书籍、在线资源和视频。我们建议治疗师向团体参与者提供此类资源的列表（参考附录中的"进一步提升你的 ACT 技能"）。

总　结

本章完成了一项艰巨的任务，让读者了解到 ACT 能够（并且正在）在不同的团体设置中进行。ACT 的灵活性不受分类的限制——每一个"决定性的"临床维度都有例外；我们展示的每一次治疗，也有更多其他的可能性。无论团体大小或类型，ACT 都不会拘泥于一种形式。出于这个原因，我们重点关注了不同类型团体的临床决策。在无数的可能性中，我们选择或设计了一些示例，提供了治疗师可能遇到的大部分临床考虑。我们希望这种方法能帮助读者了解，在根据团体的特定需求制定方案时，需要考虑的因素有哪些。

所有这些示例都有一个共同点。无论团体设置、参加群体或许多相关变量如何发挥作用，ACT 的核心过程都是治疗的重点。通过持续地从 ACT 视角观察，你也能够以一种适合团体的方式，挖掘 ACT 的潜在力量。

结　语

在总结这本关于 ACT 团体治疗的书时，我们发现自己在对基本的人性进行反思。人类是多么有趣的生物啊！我们喜欢社交，却经常感到孤独。我们拥有语言这种能力，它带给我们巨大的力量，但也编织了一张错综复杂的网——关于过去、关系、评价和意义的网络，紧紧地围绕着我们，让我们与他人甚至是自己失去了联系。

因此，在团体的语境中突破这张网，是多么合适啊！ACT 旨在帮助我们培养技能，以摆脱语言的控制，使我们能够以一种开放、专注、投入的方式在这个世界中生存。这确实是一项有意义的工作，并且在团体的设置中，它拥有巨大的潜力——与我们的痛苦、人性以及创造有意义生活的力量产生真正的联结。

从事这项工作带给我们的好处，往往是难以言表的。我们希望那些正打算开展 ACT 团体治疗的读者也有相同的感受。

感谢！

——达拉和琼

致　谢

来自琼：

　　致曾经参加过我团体的每一位组员——包括来访者和学员——我从你们那里学到了很多……谢谢你们。致拉里（Larry），从来没有事情难倒过他，他一直是我的靠山，帮我减轻了肩上的重担。致达拉，我的好姐妹、导师和榜样，永远感激你的智慧、友爱和慈悲……谢谢你。

来自达拉：

　　感谢出版社的工作人员，感谢你们强大的耐心与信念。致我的合著者与伙伴，琼，你表现出了优雅与坚毅——我非常敬佩这两种品质。致安德鲁（Andrew），谢谢你的支持，谢谢你从来没对我说"我早就告诉过你"。还有 8 岁的克洛（Chloe），她似乎把这本书当作一位瞩目的家庭成员，无论如何，感谢你对我的爱。

　　克洛：妈妈，你在写什么？

　　我：我在写，感到难过了要怎么办。

　　克洛（权威地）：你就告诉他们，有时我们是会难过的，但那是很正常的啊。

　　嗯。这样的话也许能节省不少时间了。

附录 [1]

补充练习 [*]

致读者：这部分的补充内容将为你提供可以纳入 ACT 实践的额外练习，使你能够进一步探索书中的材料。希望对你有所帮助！

达拉·韦斯特拉普 博士

琼·赖特 博士

坠入爱河（过分控制的无效性）

正如本书第五章中"这些数字是什么？"练习指出的，当试图不去想一个或多个特定的想法时会产生相反的效果，这个练习指出了当试图控制或制造感受时面临的类似困难。

治疗师： 让我们试试别的方法。这里有谁喜欢快乐？（大家都迅速表示赞同。）我也是。我喜欢快乐！那就这么办吧。（组员们看起来很困惑。）让我们花几分钟的时间感受快乐。（治疗师沉默，期待地看着团体。当意识到这项任务是不可能完成的时候，组员们很快就笑了起来。）

治疗师： 好的，那其他的呢？我想到了！坠入爱河怎么样？这感觉很好，对吧？我给你100万美元，让你爱上团体结束后你见到的第一个人。（保持等待，让组员思考。组员们都笑了。）

治疗师： 是的。大家马上就知道，我们无法制造这样的感觉，就好像我们在情绪菜单上点餐一样。但当我们感到痛苦或不适的时候，比如，脆弱、不安全，或者受伤、难过——我们是怎么做的？我们尽最大的努力让它消失，然后又想知道为什么我们做不到这一点！

（Hayes et al., 2011）

看着我（意愿作为一种选择）

正如本书第五章提到的，这个练习提供了一个与意愿相关的体验式学习的机会。

治疗师将组员们分成两人一组（如果有需要，治疗师也会参与），要求他们面对面坐着，靠得很近，膝盖几乎碰在一起。仅仅是提到要进行练习，或者被要求与他人坐得很近，组员们就会开始感到不适。治疗师要帮助团体觉察可能发生的事情："当你在做这件事时，觉察你的体验。觉察你的想法和感受，甚至是生理感觉。"

分组完成后，治疗师会给出指引："在这个练习中，我想请你们看着你们的搭档。把全部的注意力放在搭档的身上，但不要出声。不要说话或做手势，只是看着对方的眼睛，直到我提示你们停下来。大家都明白了吗？好的，开始吧。"

通常，组员们会通过各种各样的方式来表现不适，比如咯咯笑、对搭档嘀咕些什么、低头或抬头望。治疗师引导团体为发生的事情留出空间，同时鼓励他们继续参与练习。例如，如果有一对组员开始咯咯笑，治疗师可能会引导他们："你们只需要觉察出现的一切。无论出现了什么，它都在那里。如果是笑，那就是笑；如果是紧张，那就是紧张。去觉察发生了什么，然后继续和你的搭档对视。"

治疗师会留出足够的时间让团体的初始反应平复下来。某些线索可以帮助组员们坚持下去："在觉察此刻的体验时，你仍然可以继续关注你的搭档。尽管会出现各种想法、感受和感觉，但你可以继续与搭档对视。"再次留出一些空间后，治疗师继续说："注意，你的对面是一个人（停顿）。一个有希望、有梦想、会焦虑、会害怕的人。这是另一个和你有着相似经历的人。此刻，他也选择投入其中，与你一起接触当下。"

这个练习的主要目的，是给团体提供一个机会，让他们在不适的想法、感受和感觉存在的情况下选择意愿。然而，这里通常还有一个额外的好处。当组员们投入练习时，常常会出现一种新的觉察。感人的是，组员们经常反馈说，他们感觉到与搭档之间有一种珍贵的联结。治疗师为组员的分享留出了大量的空间，当他们投入练习并摆脱了头脑时（更准确地说，不顾他们的头脑而投入练习），团体充满了活力和真实性。最后，治疗师指出这个练习是关于意愿的，并鼓励组员们去觉察：尽管感到不适，但他们仍然选择投入其中。

（Hayes et al., 1999）

流水落叶（认知解离）

正如本书第六章中讨论的，这个练习提供了一个体验式学习的机会，帮助组员提升观察想法的能力。

在一个舒适的位置坐下，闭上眼睛或者轻柔地将目光固定在房间里的某个位置。想象自己坐在一条缓缓流淌的小溪旁，有叶子漂浮在水面上。（停顿）

接下来的几分钟里，把每一个进入头脑的想法放在一片叶子上，让它随着水流漂过。对每个想法都这样做——快乐的、痛苦的或中性的。即使你有幸福或热情的想法，也把它们放在叶子上，让它们漂过。如果你的想法暂时停止了，那么继续看着那条小溪。迟早，你的想法会重新开始。（停顿）

让溪水以自己的速度流动。不要试图加快速度，让想法匆匆忙忙地前进。不需要催促叶子或试着"摆脱"想法。允许它们以自己的节奏，来了又走。如果头脑告诉你，"这很愚蠢""我觉得很无聊"或者"我做得不对"，请把这些想法也放到叶子上，让它们漂过。（停顿）

如果有叶子被卡住了，就让它留在那里，直到它准备好漂过。如果想法重复出现，看着它再次漂过。（停顿）

如果出现了困难或痛苦的感觉，那就承认它。对自己说："我发现自己有无聊 / 不耐烦 / 沮丧的感觉"。把这些想法放到叶子上，让它们随着水流漂过。（停顿）

想法会时不时地吸引你，让你无法全身心投入练习。这很正常。如果你意识到自己偏离了方向，就轻轻地将注意力拉回到练习上。

（Hayes, 2005, pp.76—77）

柠檬，柠檬（认知解离）

与本书第六章中的其他练习一样，这个练习可以被用来示范认知解离。

治疗师： 好了，让我们坐到椅子上，呼吸3—4次，用鼻子轻轻地吸气，然后用嘴呼气，不需要太用力，只要觉察到呼吸就行了。（在组员呼吸时停顿片刻）当你准备好了，让你的眼睛轻轻地闭上……观察你如何感知身体的其他反应……观察胸腔如何随着每次呼吸慢慢地扩张和收缩。（和大家一起进行1—2分钟的观呼吸练习）

现在请想象一下，你在看着一颗柠檬。你的头脑里有一个真实的柠檬的画面，当它完全成熟的时候，呈现出特别鲜艳的黄色。让自己充分地感受那种明亮的黄色……想象一下你手里拿着柠檬，你可以感受到它的重量……它的温度……抚摩它凹凸不平的表皮……现在把它拿到鼻子前，深深地吸气……你可以闻到透过表皮散发出来的那种独特的柑橘气味……

现在，把柠檬放在砧板上……用刀把它切成两半。想象一个慢镜头……你可以看到喷雾的微小液滴，你可以感受到果汁在指间流过……现在你真的可以闻到那种柑橘香气……拿起半颗柠檬并轻轻挤压它，你看到果汁溢出在手指上……把它拿到你的鼻子前，再次吸气，柑橘的香气扑鼻而来。现在，把它送到嘴里，咬上一口。（停顿）咬一大口柠檬，让它填满你的口腔（停顿片刻）。观察一下这种感觉。（让组员带着这种体验坐一会儿。）如果你准备好了，把注意力再次集中到呼吸上。感受到空气的进出……再呼吸几次，如果准备好了，就睁开眼睛。

这时，我们会邀请组员简单地分享他们的体验。通常，他们会笑着说自己的睡液是如何流出来的、自己是如何喜欢闻柠檬，等等。不要做更多的处理，进入练习的第二部分。

治疗师：现在，我想让你们和我一起做一件事。我们要一起重复说"柠檬"。跟着我的提示，准备好了吗？（组员们点头。）好的。柠檬，柠檬，柠檬，柠檬……（治疗师引导组员一起念，确保音量强劲且相当快速。重要的是，这样做的时间要足够长，超过一分钟或更长时间，直到"柠檬"消失，组员们听起来就像在咩咩叫。然后，治疗师提示大家停止——通常组员的笑声会随之而来。）

治疗师：柠檬怎么啦？

组员们：它不见了！

治疗师：是啊，发生了什么？

组员们：它变成了杂音，我们在发出有趣的声音。

治疗师：是啊，好像我们在咩咩叫似的。但这不是很神奇吗？看看这里发生了什么。在第一个练习中，仅仅用了几分钟，我们就能够创造一种虚拟的体验，看到、摸到、感受到、闻到，甚至吃到柠檬。但房间里没有柠檬！我们却产生了有柠檬的体验——用嘴唇、舌头和牙齿创造出来的柠檬，这是一种非常强大的能力！我们中的许多人甚至体验到生理感觉，比如流口水。在第二个练习中，我们发现，"柠檬"实际上只是我们发出的声音。（停顿一下，让组员思考）

治疗师：（看着某位似乎有特别痛苦的想法的组员，继续）看看我们都做了些什么。"不够好"是我们习得的声音。不够好，不够好，不够好……但我们好像把"不够好"看作真实的存在，好像我们能在自己身上找到"不够好"。或者，"有毒"（看着另一位组员，她曾分享自己有这种痛苦的自我概念）。事实上，让我们这样做（提示大家一起模仿她）：有毒，有毒，有毒，有毒（继续重复）。我们就为这种特殊的声音赋予了意义，一种带来相当痛苦的体验的意义。然而，哪里是有毒的？我们好像真的认为它在我们体内，但是"有毒"实际上无处可寻。

希望这个练习能够使关于语言功能的探讨变得富有成"果"（不经意的一语双关！）。它体验式的性质允许组员们直接观察语言如何在生活中发挥功能，以及，更重要的是，如何改变这种功能。练习展示了语言的力量，也将语言放回到原有的位置。

（最初以"牛奶，牛奶，牛奶"的形式出现；Hayes et al., 1999）

接触当下的正念冥想

正如本书第七章讨论的，这个练习为组员们提供了另一个体验式学习的机会，以提升接触当下的能力。

治疗师： 我希望你们都舒适地坐在椅子上，简单地呼吸 2—3 次。不要强迫自己做任何事情，只要呼吸几次。如果你准备好了，呼气，然后轻轻地闭上眼睛。（给组员一些时间做好准备）

治疗师：（继续）闭上眼睛的时候，观察你的感觉会发生怎样的变化。例如，你可能会观察到你的听力变敏锐了。（停顿）将你的注意力更充分地集中在听觉上……不要强迫自己去听，而是让声音靠近你——看看你可以多么开放地去倾听。（停顿）现在，把注意力放在你的身体上。觉察自己在椅子上的重量。（停顿）觉察体重是如何随着每次呼吸而轻微变化的。（停顿）例如，当你呼气时，你可能会觉察到身体变得稍微重一些。看看在这一刻，你可以多么充分地感受你的身体。（大家坐着呼吸时，治疗师保持沉默）如果你被头脑里的想法吸引，只需要觉察到这一点，然后把注意力转向你的身体。如果你走神了，只需要觉察到这一点，然后温和地专注于你坐在椅子上的身体，专注于你呼吸时的感觉，吸气，呼气。

可以根据需要调整练习的持续时间，可以集中在一个或多个感官体验上（如，生理感觉、声音、气味、触感、情绪）。确切的措辞并不那么重要，而且每次练习时可能都有所不同。我们鼓励你通过实践来寻找自己的风格以及对组员最有效的方式。关键是培养组员的能力：在练习过程中有意识地关注自身体验的不同方面。

构建灵活的注意力（心理灵活性）

正如本书第七章提到的，这个简单的冥想可以用来引导组员将他们的注意力放在自身体验的不同方面。

治疗师： 现在，把注意力放在你的情绪上……仅仅去觉察，看看你是否能给这些情绪贴上标签。（停顿）现在，把注意力放在你的呼吸上……觉察你是如何随着每次吸气（慢慢地、出声地吸气）……和呼气（慢慢地、出声地呼气，停顿）去感受身体的变化的。让我们把注意力放在皮肤上——感受手背或脸接触到的空气的温度。（留出时间让组员体验）觉察一下如何以这种方式将注意力……引向你的感受（长时间停顿）、你的呼吸（长时间停顿）、你的皮肤接触到的空气。你可以把注意力拉回那些一直在运转的想法上。让我们花一些时间来观察想法……看看是否能觉察到一两个想法的出现。（沉默几分钟，然后结束练习）

觉察房间（接触当下的益处）

正如本书第七章讨论的，这个练习再次说明，当组员将注意力集中到当下时，可获得的信息就增加了。

治疗师： 我希望大家都从椅子上站起来，在房间里走一走。当你们这样做的时候，请观察一下这个房间，就像你以前从未来过一样。环顾四周，就好像你在博物馆里欣赏艺术品。不要只观察房间里的物品，还要留意温度、光亮、声音、气味、颜色、形状，等等。我们将观察大约 10 分钟。（组员们起立，用接下来的 10 分钟进行练习。然后，治疗师告诉他们时间到了，请他们坐下。）

治疗师： 我很想听听你们的感受。在刚才的几分钟里，你们体验到了什么？

吉　娜： 我来团体已经六周了，原来这里有很多我以前从来没有留意过的东西！

治疗师： 当你把注意力放在那里的时候，你发现了什么？

吉　娜： 比如，火灾警报器。它离我的头只有约 15 厘米远！（大家笑了）。

巴　里： 我也是第一次发现这一点！我还发现，以前从来没有留意过椅子的颜色！

吉　娜： 我以前留意过你那边的那幅画，但从来没真正观察过它，你明白我的意思吗？

治疗师： 我完全明白你的意思！它在这里太长时间了，我也看不见它。当你观察它的时候，你留意到了什么？

吉　娜： 我留意到它使用了很多不同的蓝色和绿色，在一些细节上花了很多心思……真的很神奇！

治疗师：（站起来，走过去看那幅画，靠得很近）是的，我明白你的意思了……我可以看到这里有四种不同的蓝色，还有一些微小的笔触。（安静地领会一二分钟）

关于这个细微的干预，我们想补充一句：治疗师抓住机会展示了我们在ACT中追求的横向关系。她表现出她和团体是一样的，并且她可以从组员那里学到一些东西。她特别想向其中一位组员——吉娜，阐述这一点。吉娜最初表示，她不参加团体是因为没有什么值得分享的东西。

治疗师：（回到座位上）其他人留意到了什么？

加　里：你让我们留意气味，我发现我不想这么做。好恶心！（大家都笑了）。

治疗师：接下来发生了什么？

加　里：（故意滑稽地）我让自己愿意接纳！（大家又笑了）。不过说实在的，这很有趣……我真的开始闻气味，各种各样细微的气味，我的头脑开始向我传递相关的东西，然后我继续闻，甚至不太好闻的气味（指着一张软椅）其实并没有那么糟糕——这很难解释。

治疗师：加里，我觉得这很有趣！这是一个很好的例子，不是吗？这些都是值得体验的东西，而我们常常太沉溺于自己的头脑，以至于完全忽略了它们。或者说，我们的头脑告诉了我们一些东西，让我们脱离了现实……能体验到这些真是太棒了。

施受法冥想（接触慈悲）

施受法冥想（the Tonglen meditation）是藏传佛教中的一种引导意象练习（Tonglen 在藏语中是"施予和接受"的意思）。正如本书第七章提到的，治疗师经常会在接触当下时引入这种冥想。它帮助组员接触作为人类必须经历的痛苦（在某种程度上始终存在），也帮助他们接触对自己和他人的慈悲。慈悲的意识有助于组员抱持这种共同的痛苦，让他们在生活中保持投入和行动，而不是在痛苦中挣扎或受困。下面的例子展示了如何在一个医疗机构的 ACT 团体中使用这个冥想。

花一点时间让自己保持一种放松且觉察的姿势。如果你愿意，可以闭上眼睛。又或者，可以把注意力集中在地板上。花点时间，把注意力放在呼吸上。觉察你的身体在每次吸气和呼气时的变化。（停顿）

觉察到你可能体验到的任何不适。它可能是一种想法、一种身体上的疼痛、一种情绪，或者是你感受到的黑暗或重量。把你的注意力集中在那里。（停顿）

现在，把意识扩展到房间里的所有人身上。意识到，和你一样，他们也在经历痛苦：人际矛盾、健康问题、焦虑、不确定……可能性是无限的。（停顿）

吸入他们的苦难，呼出善良、关怀、慈悲……呼出任何你内心可能对他们有帮助的东西。现在继续扩展你的觉察，把这栋楼里的所有人都包括进来。这是医院里的大楼，人们因为躯体问题、口腔问题、物质滥用、一般健康问题和情绪问题前来求助。这栋楼里充满了苦难。（停顿）

现在，除了求助者，再把助人者包括进来。医生、护士、治疗师和行政后勤人员，他们聚集在这里为他人提供帮助。当然，他们

的生活中也有痛苦：疲惫、挫折、抑郁、孤独。（停顿）

吸入他们的苦难，呼出善良、慈悲、关怀……（停顿）

现在，想想这个社区。学校、医院、居住区、疗养院、企业。各种各样的苦难：恐惧、逃避、悲痛、失望、毒瘾、担忧、抑郁、丧失、疾病。吸入周围人的苦难，呼出善良、慈悲、关怀……（停顿）

现在，想想这个国家。所有经历着火灾、丧失、抑郁、拒绝、无家可归、困惑、身体疼痛的人们……没有尽头。吸入他们的苦难，呼出善良、关怀、慈悲……（停顿）

现在，想想这个世界。当然，地球上所有人的痛苦是无法估量的。你能给世界带来什么？太多的丧失、悲伤、疾病、焦虑、酗酒、沮丧、无家可归、营养不良……（停顿）

吸入他们的苦难，呼出善良、慈悲、关怀……（停顿）

现在，开始回到这里。回到这个国家，回到这个国家所有的人身上。吸气，呼气。（停顿）

现在，回到这个社区和所有的苦难。（停顿）

吸气，呼气。（停顿）

回到这栋楼，回到这里的挣扎。（停顿）

吸气，呼气。（停顿）

回到这个房间，回到房间里的痛苦。（停顿）

吸气，呼气。（停顿）

现在，将注意力拉回到你的座位上。如果你感到不适，它可能是一种想法、一种身体上的疼痛、一种情绪，或者是你感受到的黑暗或重量。把注意力集中在那里。吸入不适，呼出善良、慈悲、关怀。（停顿）

如果你准备好了，可以睁开眼睛或向上看，将你的觉察拉回房间。

　　这种唤起练习往往会引发强烈的情绪，所以治疗师需要留出充足的时间来处理这些体验，并示范希望在练习中培养的能力，这很重要。也就是说，治疗师需要谨慎地为组员出现的反应留出空间，包括组员在体验如此痛苦的事情时产生的沮丧。这些反应更多地被当作人类痛苦的一部分，治疗师以尊重和理解的方式倾听，而不是纠正。多数情况下，组员会分享说，他们体验到一种慈悲感，并与所有的人类以及自己建立了联结。

你是观察者（观察性自我）

这是一个引导意象练习，旨在引导组员们在不同的时间点接触自己的体验（即体验经验性自我），觉察到这种恒定不变的观察姿态。这是另一种介绍观察性自我的工具，在本书第八章中有涉及。正念冥想的练习经验会很有帮助，因为这个练习往往比其他许多正念冥想的时间要长。

治疗师：让我们舒服地坐在椅子上，如果你准备好了，就把注意力放在呼吸上。（停顿）平稳地吸气……呼气。（为组员留出时间去觉察呼吸）把注意力放在呼吸上……觉察你的身体是如何随着每次吸气和呼气产生轻微变化的。（在团体练习的时候，治疗师安静地坐着。）

治疗师：（继续）现在，花点时间想想今天早上经历的事情。想想你今天早上做了什么——可以是任何事情——如果你想到了，举起手指示意我。［注意：在团体中进行这个练习时，我们会让组员给出相应的提示，确保所有人都做好准备后再继续。虽然在通常的情况下，我们会闭上眼睛与组员一起"做"正念练习，以加强引导效果，但在这个练习中，我们需要保持眼睛睁开，根据视觉反馈将注意力集中在组员的变化上。］

治疗师：很好。现在，看看你能多么充分地体验今天早上的那一刻。你在哪里？你在干什么？你看到了什么？你是和别人一起还是自己？［用一种简单、放松的方式提供这些线索，让团体有足够的时间去思考每一个线索。注意现在时态的使用。这是经过深思熟虑的，旨在增加练习的体验部分。］你有什么想法？你感觉如何？（在适当的时候，治疗师会保持沉默，让组员接触他们体验到的任何事情。）

治疗师： 现在，请你回想一下上周经历的事情。可以是任何事情，只要确定是一周前经历过的。慢慢来——你的思维可能会跳跃。你可以选择想到的第一件事情，或者选择其他事情，任何一件都可以。如果你想到了，举起手指告诉我。〔这些提示是基于先前的治疗经验：组员可能在选择"正确"的记忆时陷入困境，或者对所花的时间感到压力。〕现在看看你能否让自己完全投入那个时刻。你在哪里？你在这一刻看到了什么？你有什么想法？有什么感受？（为团体留出充分的时间来接触这种体验）觉察一下，一周前的你在那个时刻是怎样的，有怎样的觉察、感受和想法，而这个你在今天早上也经历了一些事情。你觉察到，一周前的你、今天早上的你、知道自己此刻正在思考、感受、体验的你，都是同一个你。

（通过类似的提示，治疗师继续引导团体回忆更久远的经历，如"去年夏天""高中""当你还是个孩子时"。她提供不同的感觉线索，帮助组员尽可能充分地接触自己的体验。她通过邀请组员观察"谁在观察"，引导他们体验观察性自我。）观察那个知道你在高中、在去年夏天、在上周、在今天早上的体验的你。那是同一个你，知道自己正在当下，参与这个练习，观察所有出现的想法、感受和感觉。那是一个连续的你。一个观察的你。一个恒定的、比所有这些体验都宏大的你。

注意：这里的措辞不需要努力做到精确无误。事实上，逐字逐句地照本宣科会让练习听起来像是某种脚本。相反，我们建议你找到合适的话语并付诸实践。记住以下要点：(1) 这是一种随着时间推移觉察体验的观察姿态；(2) 这种观察姿态恒定不变，比所有的想法、感受和感觉都要宏大。

（Hayes et al., 1999）

标签检阅（观察性自我）

正如本书第八章所述，在团体中进行"标签检阅"练习，可以非常有效地阐述观察性自我的概念。它非常灵活且吸引人，很好地展示了认知融合和解离，并以一种视觉和体验的方式介绍了观察性自我。其主要理念是创造一种触觉和视觉的表现形式，来区分体验者和体验。具体做法是，组员在一张纸或卡片上写下一些想法、感受和感觉，并把它贴在身上。一旦创造出这种视觉效果，团体就会关注那个贴着纸的人，并且理解那个人不是那张纸。（详细演示也见 Walser & Westrup, 2007）

为了进行这个练习，你需要一叠可以写字的纸（卡片或便签）、一些用来写字的工具（我们喜欢用马克笔，这样写出来的字更容易看清）以及粘贴用的胶带。我们围成一圈做这个练习，并让一位组员当"助手"。当我们与某位组员工作时（收集想法和感受），这位"助手"负责粘贴。

治疗师：吉娜，刚才你在谈论感觉自己无关紧要的体验。你之前提到过这一点——你一直挣扎于"无关紧要"。

吉　娜：对，我经常有这种感觉。（治疗师迅速地在卡片上写下"无关紧要"，并把它递给坐在吉娜旁边的玛丽。）

治疗师：（对玛丽）你能帮吉娜把这张卡片粘上吗？［通常情况下，在粘贴的过程中会有大量的笑声。欢乐是件好事，并且，实际上，这可以帮助吉娜从"无关紧要"的想法中解离。然而，作为团体带领者，治疗师谨慎地表达了吉娜的分享的重要性。换句话说，她对此表示尊重。］

治疗师：除了"无关紧要"，还有什么其他想法？

吉　娜：没人在乎。

治疗师：（理解地点点头）是的，所以，"没人在乎"（写上"没人在乎"，然后递给玛丽，玛丽把它粘到吉娜身上）。

在这一点上，治疗师试图营造一种持续的体验。也就是说，她并没有等到粘贴完成后才把产生的新事物写在卡片上。事实上，她喜欢这种想法和感受的涌现，甚至自己都无法跟上的地步——这反映了想法和感受如何持续、不间断地流动。（如果治疗师与不太爱说话的人工作，她会持续提示对方，帮助他们尽可能充分地靠近自己的体验。）

治疗师：除了"没人在乎"还有什么？

吉　娜：我觉得很孤独。

治疗师：（在一张卡片上写上"孤独"，然后递给玛丽，同时问下一个问题）当你体验到"孤独"时，是什么感觉？

吉　娜：我很难过。我不想活了。（治疗师把"难过"和"不想活"写在不同的卡片上，递给玛丽，玛丽把它们粘在吉娜身上。）

这里应该指出，当粘贴的空间明显已被填满时，助手通常只需要把卡片递给被询问的组员（然后该组员自己把卡片贴在身上）。

通常，随着将组员的挣扎视觉化的过程，整个团体会变得低落。我们小心翼翼地允许所有东西在这里出现，事实上是为了反映正在被表达的痛苦。

治疗师：（非常温和地）那种"不想活了"的体验是什么？

吉　娜：黑暗。（泪流满面）很黑暗……很沉重……很孤独。（治疗师默默地写下"黑暗""沉重"，然后把卡片交给玛丽，玛丽把它们粘在吉娜的身上。）

治疗师：（写下"孤独"并递给玛丽）我们又回到了孤独。

吉　娜：（沉重地叹气）是的。

（这时，吉娜身上贴满了卡片。治疗师保持沉默，和吉娜以及整个团体一起坐着，示范如何活在当下，单纯地体验练习唤起的东西。）

这里，治疗师可以做出选择。她可以继续展示这个练习的要点：吉娜不是内容的全部（她带着这些内容，但她不是内容本身）。她还可以将这种练习拓展到积极的体验上。这将进一步证明，这类内容的产生有多么容易、对我们的影响有多么强大。但尽管如此，我们并不是内容的全部。在这个示例中，考虑到吉娜（担心她仍然与痛苦的自我概念相融合）也许能够从卡片的内容中解离并体验观察性自我，治疗师选择了后者。

治疗师：现在我们换个角度。吉娜，花几分钟想想能给你带来快乐或满足的东西。也许是一段特定的记忆，也许是一项活动，也许是你生命中的某个人。花点时间回想一下，当你想到了，告诉我是什么。（在吉娜确定了之后，治疗师会重复同样的过程。）当想起你的女儿时，你脑海里有什么样的想法？（听了吉娜的回答后）我留意到，在谈论她的时候你在微笑——你有什么感觉？（当治疗师帮助吉娜产生这些新的体验时，她考虑到了吉娜和整个团体的情感变化。房间里的气氛明显变得轻松了。当吉娜在分享、其他组员在粘贴卡片时，治疗师通过点头和微笑来回应。等到吉娜身上贴满卡片，治疗师再解释说，这些卡片反映了这次愉快的体验以及之前痛苦的体验。）

（治疗师和另一位组员完成相同的练习，最后该组员身上同样贴满了卡片。）

注意：我们有时会给所有的组员粘贴卡片。达拉第一次参加这个练习时，惊讶于组员的分享——当没有被粘贴卡片时，他们感觉自己被"忽视"了！如果时间允许，让每个组员都参与当然会有一些好处，因为这会让体验变得更深刻。如果每个人都贴上卡片，也会使下一个环节更加有力量。

治疗师现在想指出人（背景）和卡片（内容）之间的区别。假设她与每位组员都进行了这个练习，现在每个人身上都贴着卡片。她邀请大家站起来，把他们分成两组，让他们分别站在房间的对角，面朝对方。

治疗师：（两组人站在房间的对角，面向对方，治疗师沉默了几分钟，让大家在沉浸这种体验中）那么……我想知道，当看着房间另一头的伙伴时，你会看到什么？

巴　里：我看到那边的人身上有一堆垃圾。

（大家点头。）

玛　丽：是的。吉娜身上的那些东西让我很难过。

治疗师：当你看着吉娜的时候，这就是你看到的全部吗？她卡片上的东西？

玛　丽：（有点激动）不，我看到的是我的朋友。

治疗师：所以，你知道她带着一些东西，但当你看着她的时候，你看到的不只是这些。

玛　丽：对。但我希望她没有那些东西。

治疗师：是的。我打赌她也希望那样！（吉娜点头。）

治疗师：好的，让我们把这一点加进去。（治疗师快速在两张卡片上写上"希望卡片不在那里"，分别递给吉娜和玛丽。）

治疗师：（发完卡片后继续）所以它也在那里。事实上，我们还可以继续，不是吗？看看在几分钟内我们想到了什么！（大家点头）。这只是我们所体验的一个最微小的例子。想象一下我们能以这种方式捕捉所有的体验，你们能想象吗？（大家笑了）。但我们不可能全部捕捉到。然而，我们在这里。我们拥有这些东西，我们可以很容易地接触到它们，但我们不是它们。还有一件事——吉娜，你可以到房间的另一头吗？（吉娜开始向另一组人走去。）我们可以移动！即使有非常痛苦的想法、感受、回忆，我们仍然可以朝着一个方向前进。

（Walser & Westrup, 2007）

"棋盘" 隐喻（观察性自我）

"棋盘"隐喻（Hayes et al., 1999）经常被 ACT 治疗师用来演示观察性自我，在本书第八章中有介绍。

为了在团体中使用这个隐喻，治疗师在团体中间的地板上放了一个棋盘。当开始在棋盘上放置棋子时，她利用之前在治疗中发生的事情来演示。例如，她提到巴里和前妻的情况，将棋子设定为与前妻有关的不同体验，比如怨恨的情绪、对离婚的想法、对孩子们的悲伤，等等。她还可以用棋子来代表其他组员的体验。为了避免过于复杂，她按照实际可能出现的体验，将棋子简单分类。例如，她可能会设定一颗棋子代表一件事情（如"离婚"），然后设定其他棋子代表与该事件相关的痛苦记忆、伴随出现的想法、情绪、不愉快的身体感觉，等等。她也确保包含更多愉快的体验（如，"这颗棋子代表你和女儿一起演奏，这些棋子是你和女儿一起演奏时所体验到的欢乐和愉快"）。设定完成后，治疗师就能对这些棋子进行工作，来展示随之而来的对弈。

治疗师：观察这些棋子是如何一起出现的……伴随着痛苦体验的想法和感受如何出现在棋盘上（拿起一颗"痛苦"的棋子，然后把它放回去），而另外一些棋子如何同时出现（"愉快"的棋子）。

治疗师：我们往往会想打一场漂亮的仗！我们努力争胜，把那些困难的、痛苦的、不想要的棋子拿掉！（分别移动不同棋子来演示）但记住，这个棋盘没有尽头，它向各个方向延伸。我们不能抹去历史——我们只是在生活中拿起越来越多的棋子。但其中一些是困难的！所以我们拿来拿去（演示）、拿来拿去……

加　里：如果不能把棋子拿掉，你就没有胜算。

治疗师：啊。你说得对！根本没办法把棋子都拿掉！但我们确实
尽力了，不是吗？（移动更多的棋子）。我们一直试图把
困难的棋子拿掉……或者，我们认为如果能在上面增添
更多愉快的棋子，就可以了。比如，"我需要积极地思
考"（治疗师在棋盘上加了新的棋子）。我们告诉自己，
我需要更努力，或者，我只需要解决这个问题。

巴　　里：只是更多的棋子而已。

治疗师：是的。

这时候，我们倾向于坐下来，和团体一起看着棋盘。当我们回想起关于视
角选择的简要讨论时，就能明白为什么只是安静地看着棋盘就可能加深对观察
性自我的体验。即便组员可能无法解释从这个角度看问题有什么不同，但它确
实是一个不同的视角。最终，我们会明确地探索这个隐喻的核心思想。

治疗师：看来，在这里，打一场漂亮仗是行不通的。即便"马"
会飞（指着棋盘上代表"马"的棋子），或者是某位国际
象棋大师在这里（指着自己），也做不到。这场对弈没有
赢家。（停顿一下，让大家对棋盘进行思考）你还能想到
其他办法吗？根据这个隐喻，除了成为棋子或棋手，你
们能想到其他的吗？

［这里，治疗师指出了这样一种理念：成为棋盘，而不是
棋子。与其只是简单地告诉团体这个练习的核心，不如
鼓励他们对这个隐喻进行一些思考，以获得顿悟的体验。
（如果没有人想到要成为棋盘，她可能会把棋盘抬高至与
眼睛齐平的高度。）］

治疗师：（轻轻地敲着棋盘）如果不是棋子或棋手，你还可以是什
么呢？

玛　　丽：（犹豫地）棋盘？

治疗师： 棋盘。这很有趣。（停顿）假如你是棋盘，会怎样呢？
（大家都沉默了，认真思考这一点。）

治疗师： 如果你是这些棋子下面的棋盘，那意味着什么？

吉　娜： 你承载着它们，但是……

巴　里： 它们就在那里。

治疗师：（深入）有意思。（停顿）留意棋盘是如何抱持这些棋子的，接触它们、感受它们，但不等同于它们。（听到这儿，大家都沉默了。）

治疗师：（最后继续）关于棋盘，你还留意到什么？（用指关节轻敲）

玛　丽： 它完好无损。它很强大。

治疗师： 棋盘很强大。它完好无损。它能很好地抱持所有这些棋子……以及那些将会被放入的棋子。（治疗师和大家一起静静地坐着。所有人都在思考，盯着棋盘看。）

治疗师： 看看还有什么。（小心翼翼地端起棋盘，不让棋子掉下来，把棋盘举高并向前走）关于棋盘，你们还留意到了什么？

吉　娜： 它在移动？

治疗师： 是啊！棋盘可以移动！它可以带着这些棋子——它完全可以带着上面的棋子和将被放入的棋子——同时朝一个方向移动。［这里，治疗师指出了接下来要工作的核心过程：澄清价值和承诺行动。］

与所有其他练习一样，照本宣科是无法带来效果的。治疗师有很多方式来传达这个隐喻的要点。我们认为，过于复杂可能反而会有问题。我们观察过一些治疗师，他们试图描绘一幅画面，却提供了不必要的细节（如，"想象这颗'卒'是你完成学业的愿望，但恐惧——这颗'车'——更强大，把'卒'

吃了……"）。这样做的结果是，故事本身——而不是故事背后的本质变成了重点（这类似于治疗中常见的错误：把 ACT 中的练习和隐喻当作治疗本身，而不是促进治疗的手段）。记住，重点不是"棋盘的故事"，而是观察性自我的体验。

大山冥想（观察性自我）

这个冥想在本书第九章中有所提及，为组员提供了一个额外的机会来体验观察性自我（第八章涉及的核心过程）。

治疗师邀请组员们起立，摆出山的姿势（示范如何站立时双脚与肩膀同宽）。然后，她让大家闭上眼睛，并告诉他们在整个练习过程中都要这样站着。告诉大家在练习中如果感到头晕或不安全，就睁开眼睛，将注意力集中在地板上的某个地方。随后，引导他们进行冥想。

花点时间观察呼吸。（长时间停顿——治疗师会在整个练习过程中有规律地停顿，让组员有时间跟着引导去体验）把注意力放在呼吸上……现在，把注意力放在身体上——充分地感受你的身体。（长时间停顿）现在，把注意力放在踩着地板的双脚上，观察你站得多么稳固，观察双腿的力量和稳定性，就像你在地板上扎根一样。（长时间停顿）现在，想象一下，你不是站在地板上，而是站在光秃秃的土地上，坚实、高大。（长时间停顿）你的双脚扎根在土地上……你扎根在土地上，事实上，你是土地的一部分……（长时间停顿）作为土地的一部分，你向上伸展，上升到空中……你是一座大山。（长时间停顿）你的身体是山的身体，你的头是山顶……做几次呼吸的观察，让自己感受这种体验。（长时间停顿）作为一座大山，你看到过很多东西。（轻柔而有节奏地吟诵下一部分，在不同体验之间加入长时间的停顿，让组员有足够的时间去接触。）你见证了季节交替，来了又走……来了又走……来了又走。你感受过春天的温暖……夏天的炎热……秋天的凉爽……冬天的寒冷。你感受过每一个清晨……每一个夜晚……每一个黎明……每一个黄昏……每一次日出……每一次日落。在无数个夜晚，你仰望着月亮，仰望着星星……你感受过每一棵草的茁壮成长。你在地表、在山丘、在山谷里感受过繁盛的生命……你经历过许多生命的诞生和消亡，感受过它们忙碌的样子。不管它们的大小、它们的种类、它们的使命……你抱持着它们，因为你是那座大山。你静静地抱持它们……你经历过风暴……你感受过滂沱的大雨……灼热的闪电……泛滥的河水……风呼啸着穿过树林……然而，你依然在这里，因为你是那座大山……你还知道那神圣的沉寂，那积雪覆盖下深沉的静默……如此的沉静……（很长的停顿）你是那座大山，你是观察者，你是体验者。（长时间停顿）你抱持着这一切，但你比一切都更加宏大。你是那座大山。

再一次，我们强烈建议不要把练习当作脚本。达拉在这里用了诗意的语言，因为她喜欢这个隐喻，但实际上她每次引导练习时的语言都是不同的。自己的语言对于你和团体来说才是最完美的。

（**改编自** Kabat-Zinn, 1994）

垃圾的价值（价值作为过程，而非结果）

正如本书第九章讨论的，这个练习是治疗师可以用来对价值的概念提供体验式学习的另一种工具。

这项练习有助于削弱这样一种错误观念：把价值当作实现幸福的方式或"目的地"。它强调了意愿在有价值生活中的作用、人类苦难的普遍性（和美丽）以及根据价值去生活的力量。（然而，治疗师并没有事先解释这一切。这是她倾向于直接进入的练习之一，并且，她不打算在练习之后进行太多加工。）

治疗师：（递给每位组员一张卡片、一支笔和一个本子）好的……所有需要的东西都发给大家了，但我想让你们先闭上眼睛一会儿。（组员们自行调整并跟从）现在进行几次简单的呼吸（停顿）。然后，跟随指导语，让我们闭上眼睛并观察呼吸（停顿）……请花几分钟，想想你在乎的人。这个人可以是你爱的人、你关心的人、对你很重要的人（停顿一下，让大家有足够的时间去想这个人）。看看你能多充分地觉察到这个人（停顿）。现在看看你是否能真正接触到你对这个人的感受——让自己尽可能充分地体验你是多么在乎这个人（停顿）。好了，做几次呼吸，如果准备好了，就睁开眼睛。（组员们睁眼。有几个人面带微笑，有一二个人叹了口气。）（治疗师继续）接下来，再次闭上眼睛……（等待大家的配合）请你把最大的恐惧与这个人联系起来。（治疗师看着团体做这个练习，看到他们脸上掠过惊恐的表情。）就像关注在乎那个人的感觉一样，把注意力放在恐惧上。让自己完全接触那种恐惧（停顿）。现在，呼吸，然后睁眼。（当组员们睁开眼睛时，治疗师看到了困惑、恐惧、悲伤和一些好奇。）

治疗师：（严肃地，不给任何闲聊的空间）好的。现在，把恐惧写在你的卡片上。可以用任何你想要的方式来表达——一个词或几个，这取决于你。（犹豫之后等待；组员们开始书写。当最后一个人完成时，治疗师继续）最后一个步骤。请花点时间，找出恐惧所代表的价值。这可能一开始看起来很难，但看看你是否明白为什么你写的东西是让你恐惧的。你在乎的东西在那里——那是什么？（组员们犹豫了一下，然后开始写。治疗师仔细观察他们的行为。她注意到玛丽似乎在挣扎，好像在强忍泪水。）

治疗师：玛丽，你体验到了什么？

玛　丽：（泪流满面）我……这也太——（哽咽，说不出话。治疗师保持沉默，非常慈悲地看着玛丽，为玛丽的体验留出空间。）

玛　丽：（最后继续）是我女儿。我很爱她！如果她出了什么事——（突然打住，说不出话来）

治疗师：所以，你在乎你的女儿——她叫什么名字？

玛　丽：劳拉。

治疗师：劳拉是你珍爱的人，而你恐惧的是失去她？比如死亡？

玛　丽：是的！

治疗师：你能接触到这里的价值吗？

玛　丽：当然！我爱她！

治疗师：你写在卡片上了吗？（玛丽摇了摇头。）如果你愿意，请把"爱我的女儿"写在卡片上。（玛丽在卡片上写着。）

治疗师：（对大家）在座的各位，你们卡片上也写有相似的东西吗？（大多数人点头。治疗师并不担心大家是否写了相似的东西，甚至不担心他们是否已经完全明确了自己的价值……她追求的是更大的目标。）感谢你们这么做。现在我要做点什么。我要给你们一个非同寻常的机会。（治疗师站起来，走到门口的垃圾桶旁，把它拿过来，放在中间的地板上。）这是一个千载难逢的机会。看看你们写在卡片上的恐惧（大家看着手中的卡片，玛丽还在抽泣）。我要给你们一个机会，把这些卡片扔掉（组员们惊讶地抬起头）。就在此时此地。（对玛丽）你可以抛开对失去女儿的那种痛苦的恐惧。（为了增加效果停顿了一下）事情就是这样。如果你抛开恐惧，它的价值也随之而去。（停顿了一下，让大家沉思）如果你抛开了对失去女儿的恐惧，那么爱也必然被抛开。对失去的恐惧，失去本身，来自爱。（治疗师探询地看着玛丽，等待。）

玛　丽：（摇了摇头，把卡片放在胸前）绝对不行。

治疗师：（朝玛丽点点头，依然很严肃）其他人呢？（房间里一片寂静；没人把卡片扔到垃圾桶里。）

治疗师：（在给团体足够的时间思考后）我们有时会忘记，或者没有意识到，假如我们的生活没有痛苦、没有失去、没有恐惧，那意味着什么。我们忘记了，在意会带来什么。

（**改编自** Follette & Pistorello, 2007）

确定意向（承诺行动）

正如本书第十章探讨的，这项练习可以用来明确组员对承诺行动的意向。

在你的座位上坐好，闭上眼睛，或者专注于面前的一小块区域。做几次深呼吸，把注意力集中在呼吸上。（停顿）我们开始了新的一天，新的旅程。我们生命中唯一真正拥有的就是这一刻。（停顿）留意一下，这一刻会引导着下一刻、再下一刻，如此循环，而这些时刻构成了今天。今天通向明天。新的一天在我们面前等待着我们。今天你想做什么呢？新的可能性就在这一秒……下一秒……再下一秒。当你把这一天的所有时刻串联起来的时候，问问自己，这一天你想怎么过。你打算如何利用今天的时间？（停顿）想想你如何能让这一天过得有意义。确定好你的意向。（停顿）如果你准备好了，把注意力拉回到房间。

我承诺的行动（承诺行动）

在你的座位上坐好，闭上眼睛，或者专注于面前的一小块区域。做几次深呼吸，把注意力集中在呼吸上。（停顿）现在，我们将关注自己的价值，并设定承诺的行动。花点时间关注你的某个价值——也许是已经偏离得最远的价值。（停顿）现在你要意识到，你的头脑、你的感官、你的语言、你的手、你的脚，都听命于你，让你的生活更有意义，更接近你所选择的生活。（停顿）想象自己离价值越来越近。（停顿）你有什么体验？兴奋？害怕？快乐？焦虑？注意，这里出现的任何内容都是过程的一部分。现在，观察一下是谁在观察。意识到那个观察的你，意识到这些都是你正在体验的经历。一个比这些想法和感受更宏大的你，一个选择向前迈进并拥抱这一切的你。（停顿几分钟，让大家沉浸其中。）我们正准备全身心投入生活。（停顿）如果你准备好了，就睁开眼睛，回到房间。

公交车上的乘客

在本书的第十章中，我们讨论了这个隐喻，它说明了我们生活中的"乘客"——我们的个人事件（想法、冲动、痛苦的记忆等）——似乎常常驱使我们做出决定。在这里，我们能够证明，如果愿意，个人（司机）可以决定公交车的方向，无须考虑乘客不同的坚持（不必费劲地让他们下车或闭嘴）。除了作为一个常见的 ACT 隐喻，"公交车上的乘客"还可以被用作一种体验式练习，它包含了 ACT 的所有核心理念（如，通过接触当下和认知解离，愿意通过承诺行动朝着自己的价值方向前进）。

用组员们的椅子在治疗室中间拼出一辆"公交车"。根据团体的规模，可能需要 4～6 名"乘客"和 1 名"司机"。让组员们自愿当乘客或司机。安排好之后，可以这样讲解：（对司机）"请你想出要完成或尝试的事情，同时有一些想法阻碍着你。（在司机选择之后）每一位乘客代表阻碍你的一个想法。看看这些乘客，给他们每个人分配一个想法。"（司机转向乘客，给每人一个想法，比如你不称职、你不够聪明、没有人会喜欢你，诸如此类。）继续执行下面的指令："你将驾驶公交车，开向你承诺的行动——［司机的选择。考上大学、找一份新工作、写一本书，等等］——就在那边（指向公交车前的那堵墙）。但是，在出发之前，你必须先去接你的乘客。看着他们，听听他们对你说了什么，然后回答：'请上车'。乘客们，就这样，继续喋喋不休！你们不需要一遍又一遍地重复同一个单词，相关的单词也可以！例如，如果司机让你说'你很笨'，你可以说'你真的很笨''你什么都做不了''我很惊讶你竟然会系鞋带'，等等。司机，当所有的乘客都上车后，眼睛直视前方，然后把车开向你承诺的行动方向。"

之后，治疗师通常会问，"司机，你想做什么？"典型的回答包括"我想停车然后逃跑""我想转身让他们闭嘴"或"停下来把他们赶下车"。和"司机"讨论，如果做了上述任何一件事，在实现计划的过程中会发生什么。此外，还要处理乘客的体验。这对他们来说是一个非常困难的角色。组员们经常说他们觉得自己很刻薄，或者他们不喜欢表现得很粗鲁。不要忘记从整个团体中获得反馈，看看观察或参与这个活动有什么感受，以及这是否与组员自己的干扰想法的经历有关。

（**改编自** Hayes et al., 2011）

带着头脑散步

这个练习适用于许多类型的 ACT 团体，包括本书第十一章中示例的短程团体。这个有趣的练习——ACT 的一个重要支柱——能让团体行动起来，并帮助组员理解"从想法中解离"的意思。

练习开始前，先将组员两人一组配对（如果人数是奇数，治疗师可以一同参与）。配对完成后，给出以下指示："你们中的一人是自己，另一人充当头脑的角色。所以在每一对中，一个人是'主人'，另一个人是'头脑'。现在，花几分钟来确定角色。"（每组都遵循这个指示）"'头脑'们，你们的任务是，走到'主人'的身后，像真的头脑一样喋喋不休！做'头脑'该做的事——衡量一切！评价、判断……试着说服你的'主人'该走哪条路、该看什么、该做什么、嘲讽、分心、娱乐……一直这样，直到我提示你们停下来。'主人'们，你们的任务是，去你们想去的地方、做你们想做的事。当你们这样做的时候，不要在意'头脑'！不要想着与'头脑'辩论，也不要被'头脑'说服去做任何选择之外的事情。'头脑'们，如果'主人'违反了这条规则，请简单地告诉他们，'不要管你的头脑'，然后继续。各位，不要有任何交谈。五分钟后，我们互换角色。'主人'变'头脑'，'头脑'变'主人'。现在，找一个搭档，让我们带着头脑去散步吧！"

练习结束后，我们会对团体的体验进行探讨。通常情况下，我们发现这个练习之后的对话非常生动，不需要太多的引导。然而，如果你需要一些帮助来让讨论进行下去，以下是一些有用的问题："你对'头脑'的喋喋不休有什么想法？""作为'主人'的时候，你遇到了哪些挑战？""作为'头脑'是什么感觉？"

这个练习还有一种形式，在每一对组员都分别扮演"主人"和"头脑"之后，让他们分开，安静地行走。在提示第二轮充当"头脑"的组员停止说话后，我们立即指示："现在，我希望每个人都保持沉默，自己走几分钟。不要说话，静静地走，直到我提示你们再次回到团体里。"在之后的练习中，组员们常常会观察到自己真正的头脑仍然很忙碌——尽管他们不再被"头脑"（也就是搭档）跟踪，但自己的头脑仍然在不停地说话。组员对头脑的喋喋不休的观察，表明他们正在建立认知解离的能力。

（Hayes et al., 2011）

接纳承诺疗法（ACT）：基本术语

ACT 采用六个核心理念帮助来访者提升心理灵活性。这些方法与其他形式的治疗有很大的不同，其中的语言对你来说可能是崭新的。这里是一些关于 ACT 基本术语的定义，有助于快速入门。

接纳／意愿：允许各种想法、情绪、信念、想象、记忆以及场景来了又走，不与之斗争。

承诺行动：根据价值设立目标，并且负责任地执行。

接触当下：觉察此时此地，以开放、好奇和接纳的态度去体验。

认知解离：学会识别想法、想象、信念、情绪和记忆的本来面目，而不是它们呈现的形式。

观察性自我（以己为景）：获得一种超越自我的感觉，一种连续不变的觉察意识。

价值：发现生命中哪些元素对真正的自我最重要，决定"怎么过"这一生。

讲义：澄清价值工作表

指导语：这份讲义是关于澄清价值的工作表。它列出了多数人看重的不同生活领域。你可能会发现自己在所有的领域都有想追求的价值，或者可能只在其中一些有。把注意力集中在所有对你而言重要的地方。这份讲义不是用来测试你的价值是否"正确"。相反，请描述你希望在各个领域呈现出来的样子。想象在理想状态下，你会如何对待别人和对待自己。请畅所欲言，如有需要可另附纸。

请完成以下关于价值的问题：

1. 描述你的价值，就像没有人会看到这份讲义一样。勇敢一点！

2. 用以下标准评价这些价值的重要性：0 = 完全不重要；1 = 有点重要；2 = 非常重要。

3. 描述几个可以帮助你实现价值的具体目标。选择那些可以如期或立即制定的目标。

4. 写下可能阻碍你实现特定目标的想法或情绪。

5. 写一段简短的文字，说明遵循这种价值生活对你意味着什么，如果不这样做又意味着什么。

在生活的各个领域中尝试。这些领域中有一些是重叠的，尽量把它们分开。记住，价值是可以一直为之努力的东西——它是你的指南针，而不是目的地。我们并非问你认为自己可以实现什么，或者你和其他人认为你应该得到什么。我们想知道，在理想的情况下，你在意什么、你想朝着什么方向努力。在填写讲义的时候，假设有魔法存在，一切都可能成真。在下一次治疗中，我们会讨论这些目标和价值评估。

（Walser & Westrup, 2007）

澄清价值工作表

示例

价值：我想成为一个充满爱和温柔的伴侣。

重要程度：2

目标：1、告诉我的伴侣我爱他；2、为我的伴侣做些事情，比如时不时给他买些惊喜的小礼物；3、尊重他的意见；4、倾听他的抱怨，并开放地讨论。

可能阻碍有价值生活的想法和情绪：焦虑；愤怒；"在我告诉他我爱他之前，我的伴侣应该告诉我他爱我"的想法。

写一段简短的文字，说明遵循这种价值生活对你来说意味着什么，不遵循又意味着什么：遵循这种价值生活意味着和伴侣建立更多的联系。然而，这感觉很冒险，因为我需要和他更亲密。不遵循则意味着我将继续与他保持距离。

生活领域和价值

1. 婚姻 / 亲密关系的价值：

重要程度：

目标：

可能会阻碍有价值生活的想法和情绪：

写一段简短的文字，说明遵循这种价值生活对你来说意味着什么，不遵循又意味着什么：

2. 家庭关系的价值：

重要程度：

目标：

可能会阻碍有价值生活的想法和情绪：

写一段简短的文字，说明遵循这种价值生活对你来说意味着什么，不遵循又意味着什么：

3. 朋友 / 社会关系的价值：

重要程度：

目标：

可能会阻碍有价值生活的想法和情绪：

写一段简短的文字，说明遵循这种价值生活对你来说意味着什么，不遵循又意味着什么：

4. 职业 / 教育 / 培训的价值：

重要程度：

目标：

可能会阻碍有价值生活的想法和情绪：

写一段简短的文字，说明遵循这种价值生活对你来说意味着什么，不遵循又意味着什么：

5. 社会福利 / 公民权益的价值：

重要程度：

目标：

可能会阻碍有价值生活的想法和情绪：

写一段简短的文字，说明遵循这种价值生活对你来说意味着什么，不遵循又意味着什么：

6. 精神品质的价值：

重要程度：

目标：

可能会阻碍有价值生活的想法和情绪：

写一段简短的文字，说明遵循这种价值生活对你来说意味着什么，不遵循又意味着什么：

7. 身体健康的价值：

重要程度：

目标：

可能会阻碍有价值生活的想法和情绪：

写一段简短的文字，说明遵循这种价值生活对你来说意味着什么，不遵循又意味着什么：

我的承诺行动工作表

请选择一个你想要追求的价值，并将其写在下面的空白处。然后，想想你可以采取哪些具体行动来实现。例如，承诺去健身房可能有助于你的健康价值。

接下来，填写你愿意在短期、中期和长期完成的目标。

为了我的＿＿＿＿＿＿＿＿＿＿＿＿价值，我承诺以下活动：

短期目标	中期目标	长期目标

讲义：不断缩小的生活空间

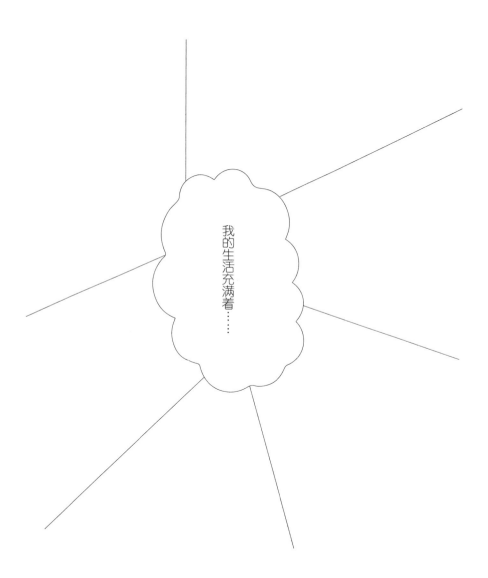

讲义：观察性自我追踪工作表

（Walser & Westrup, 2007）

指导语：这项家庭作业旨在帮助你进一步接触观察性自我，或与体验到想法、情绪和感觉的持续过程的那个自己相联系——就像它们在你头脑中经过，但它们不是你。在这个练习中，你会得到作为观察者自我的体验。在本次和下次治疗之间选择两天来做这个练习。

第一天 _____

第二天 _____

在这两天中，每天进行 3 次大约 5 分钟的觉察，花时间来观察你的想法、感受和感觉。把这些不同的体验写在追踪表里。尽可能详细地描述这些体验。当第三次觉察结束时，回顾所有这 3 个 5 分钟，观察它们之间的差异。记下你的体验在一天中的变化。

反思完成一天中体验的变化后，准备做一个 5 分钟的冥想。先闭上眼睛，回想一下这些体验。花些时间冥想，观察那个体验这一切的你。观察在那些体验中持续出现的你。在冥想的时候，要对你一直都在那里的事实感到安慰——有一个稳定而持续的你，意识到这些体验，知道你比这些经历还要宏大。冥想结束时，温柔地感谢自己花时间接触这种自我意识。

把你的反应写在追踪表中。

追踪工作表	
第一天 第一次：	第二天 第一次：
想法：	想法：
情绪：	情绪：
感觉：	感觉：
第一天 第二次：	第二天 第二次：
想法：	想法：
情绪：	情绪：
感觉：	感觉：
第一天 第三次：	第二天 第三次：
想法：	想法：
情绪：	情绪：
感觉：	感觉：

每天写一段简短的冥想体验。你发现了什么？

讲义：正念行动计划 *

	正念行动计划	
	我在此时此地， 接纳感受，觉察想法， 朝向我认为重要的行动。	
	内心世界的活动	√
我在	觉察你是否被无用的自我描述所影响。看看自己能否简单地觉察并轻柔地抱持它们，而不是把它们当真。	
此时此地	将觉察集中在你正在做的事情上。觉察此时此地发生着什么。如果走神了，将注意力拉回来。专注于与行为相关的事。	
接纳	允许自己承认产生的任何情绪，而不是控制它们。愿意简单地带着这些感受，朝着有价值的行动迈进。	
觉察	在朝着有价值的行动迈进的过程中，准备好简单地觉察出现的想法。不需要把它们当真，或者为之挣扎。与走神的想法保持距离，选择有意义的方式去行动。	
	你会做什么样的选择，使你朝向价值方向?	
行动		

续表

	基于价值的动机
	个人价值：描述你投入选择行动的动机。
我认为重要的	

进一步提升你的 ACT 技能

很荣幸能通过这本书为你介绍 ACT 模型，以及如何成功地开展一个 ACT 团体。你已经做好了准备。然而，许多 ACT 从业者——就像其他学科的人一样——一直在寻找资源来磨炼技艺、持续提升技能。我们阅读、参加工作坊、阅读、看视频、阅读、听播客、阅读、通过应用程序（Application, App）监督自己的个人进步、阅读、参加朋辈咨询小组、阅读……你能想象到这画面！如果你是 ACT 大家庭的新成员，这么多的资源将会是你的见面礼。许多致力于 ACT 教学和培训的临床工作者都在"慷慨解囊"。我们非常喜欢自由地分享知识。

ACT 大家庭非常擅长为那些有兴趣了解更多的人提供丰富的资源。书籍、学术论文、视频、在线资源、网络研讨会、播客、会议甚至 App，比比皆是。我们在下方提供了一些资源以帮助 ACT 治疗师提升技能，同时也为你的组员提供了一些自助资源。

毫无疑问，获取资源的最佳途径，是语境行为科学协会的网站，它也是 ACT 大家庭的所在地。在这里你会发现丰富的资源！你可以在不加入该协会的情况下访问许多网站。如果你愿意加入，ACBS 只需要你支付"基于价值"的会费。你可以选择你能负担多少和 / 或你认为什么资源对你而言是有价值的。即使不成为会员，你也可以按地区找到 ACT 治疗师，浏览专业的自助书店、听播客、观看免费的视频，并查看世界各地即将举行的 ACT 活动日历。成为会员后，你可以获取音频文件、幻灯片演示文稿、出版物、教学与评估材料、电邮群发功能以及《语境行为科学杂志》（*Journal of Contextual Behavioral Science*, JCBS），还可以加入当地的分会和网络。无论你是否决定加入，我们都强烈建议你仔细浏览这个宝贵的 ACT 资源。

书籍

ACT 的书籍如此之多，时间却如此之少！事实上，ACT 群体都是高产的作家！尽管与其他模型相比，ACT 模型相对较新，但关于该主题的出版物数量非常惊人。事实上，我们没有足够的空间为你提供全部的书单，但为你推荐了一些书目。

基础 – 跨诊断

Bach, P., & Moran, D. (2008). *ACT in practice: Case conceptualization in acceptance and commitment therapy*. Oakland, CA: New Harbinger Publications.

Batten, S. V. (2011). *Essentials of acceptance and commitment therapy*. New York, NY: SAGE Publications, Ltd.

Ciarrochi, J. V., & Baily, A. (2008). *A CBT practitioner's guide to ACT: How to bridge the gap between cognitive behavioral therapy and acceptance and commitment therapy*. Oakland, CA: New Harbinger Publications.

Harris, R. (2013). *Getting unstuck in ACT: A clinician's guide to overcoming common obstacles in acceptance and commitment therapy*. Oakland, CA: New Harbinger Publications.

Hayes, S. C., Strosahl, K. D., & Wilson, K. J. (2011) *Acceptance and commitment therapy: The process and practice of mindful change* (2nd ed.). New York, NY: Guilford Press.

Luoma, J. B., Hayes, S. C., & Walser, R. D. (2007). *Learning ACT: An acceptance and commitment therapy skills-training manual for therapists.* Oakland, CA: New Harbinger Publications and Reno, NV: Context Press.

Torneke, N. (2010). *Learning RFT: An introduction to relational frame theory and its clinical application*. Oakland, CA: New Harbinger Publications.

进阶 – 跨诊断

Dymond, S., & Roche, B. (Eds.). (2013). *Advances in relational frame theory: Research and application*. Oakland, CA: New Harbinger Publications.

Frank, R. I., & Davidson, J. (2014). *The trans-diagnostic road map to case formulation and treatment planning*. Oakland, CA: New Harbinger Publications.

McHugh, L., & Stewart, I. (2012). *The self and perspective taking: Contributions and applications from modern behavioral science.* Oakland, CA: New Harbinger Publications.

Westrup, D. (2014). *Advanced acceptance and commitment therapy: The experienced practitioner's guide to optimizing delivery.* Oakland, CA: New Harbinger Publications.

特定人群

青少年

Ciarrochi, J. V., Hayes, L, & Bailey, A. (2012). *Get out of your mind and into your life for teens: A guide to living and extraordinary life.* Oakland, CA: New Harbinger Publications.

Greco, L. A., & Hayes, S. C. (2008) *Acceptance and mindfulness treatments for children and adolescents: A practitioner's guide.* Oakland, CA: New Harbinger Publications.

Turrell, S. L., & Bell, M. (2016) *ACT for adolescents: Treating teens and adolescents in individual and group therapy.* Oakland, CA: New Harbinger Publications.

成瘾行为

Hayes, S. C., & Levin, M. E. (Eds.). (2012). *Mindfulness and acceptance for addictive behaviors: Applying contextual CBT to substance abuse and behavioral addictions*. Oakland, CA: New Harbinger Publications.

愤怒

Eifert, G. H., McKay, M., & Forsyth, J. P. (2006). *ACT on life not on anger: The New acceptance and commitment therapy guide to problem anger.* Oakland, CA: New Harbinger Publications.

焦虑

Eifert, G. H., & Forsyth, J. P. (2005). *Acceptance and commitment therapy for anxiety disorders: A practitioner's guide to using mindfulness, acceptance, and values-based behavior change strategies.* Oakland, CA: New Harbinger Publications.

Walser, R. D., & Westrup, D. (2007). *Acceptance and commitment therapy for the treatment of post-traumatic stress disorder and trauma-related problems: A practitioner's guide to using mindfulness and acceptance strategies.* Oakland, CA: New Harbinger Publications.

短期干预

Strosahl, K., Robinson, P., & Gustavsson, T. (2012). *Brief interventions for radical change: Principles and practice of focused acceptance and commitment therapy.* Oakland, CA: New Harbinger Publications.

Strosahl, K., Robinson, P., & Gustavsson, T. (2015). *Inside this moment: A clinician's guide to promoting radical change using acceptance and commitment therapy.* Oakland, CA: New Harbinger Publications.

大学生

Pistorello, J. (2013). *Mindfulness and acceptance for counseling college students: Theory and practical applications for intervention, prevention and outreach.* Oakland, CA: New Harbinger Publications.

抑郁

Zettle, R. (2007). *ACT for depression: A clinician's guide to using acceptance and commitment therapy in treating depression.* Oakland, CA: New

Harbinger Publications.

进食障碍

Pearson, A. N., Heffner, M., & Follette, V. M. (2010). *Acceptance and commitment therapy for body image dissatisfaction: A practitioner's guide to using mindfulness, acceptance, and values-based behavior change strategies.* Oakland, CA: New Harbinger Publications.

Sandoz, E. K., Wilson, K. G., & Dufrene, T. (2010). *Acceptance and commitment therapy for eating disorders: A process-focused guide to treating anorexia and bulimia.* Oakland, CA: New Harbinger Publications.

非临床人群

Flaxman, P. E., Bond, F. W., & Livheim, F. (2013). *The mindful and effective employee: An acceptance and commitment therapy training manual for improving well-being and performance.* Oakland, CA: New Harbinger Publications.

McSween, T. (2003). *The values-based safety process: A concise and practical guide for establishing safety in the workplace* (2nd ed.). Hoboken, NJ: Wiley Publications.

Moran, D. J. (2013). *Building safety commitment.* Joliet, IL: Valued Living Books.

自助书籍

基础 – 跨诊断

Blonna, R. (2010). *Stress less live more: How acceptance and commitment therapy can help you live a busy yet balanced life.* Oakland, CA: New Harbinger Publications.

Hayes, S. C. (2005). *Get out of your mind and into your life: The new acceptance and commitment therapy.* Oakland, CA: New Harbinger Publications.

McKay, M., Forsyth, J. P., & Eifert, G. H. (2010) *Your life on purpose: How to find what matters and create the life you most want.* Oakland, CA: New Harbinger Publications.

Walser, R. & Westrup, D. (2009). *The mindful couple: How acceptance and mindfulness can lead you to the life you want.* Oakland, CA: New Harbinger Publications.

成瘾行为

Wilson, K. G. (2012). *The wisdom to know the difference: An acceptance and commitment therapy workbook for overcoming substance use.* Oakland, CA: New Harbinger Publications.

焦虑

Wilson, K. G., & Dufrene, T. (2010). *Things might go terribly, horribly wrong: A guide to life liberated from anxiety.* Oakland, CA: New Harbinger Publications.

Forsyth, J. P., & Eifert, G. H. (2016). *The mindfulness and acceptance workbook for anxiety: A guide to breaking free from anxiety, phobias and worry using acceptance and commitment therapy.* Oakland, CA: New Harbinger Publications.

Fleming, J. E., & Kocovski, N. L. (2013). *The mindfulness and acceptance workbook for anxiety for social anxiety and shyness: Using acceptance and commitment therapy to free yourself from fear and reclaim your life.* Oakland, CA: New Harbinger Publications.

抑郁

Strosahl, K. D., & Robsinson, P. J. (2008). *The mindfulness and acceptance workbook for depression: Using acceptance and commitment therapy to move through depression and create a life worth living.* Oakland, CA: New Harbinger Publications.

进食障碍

Lillis, J., Dahl, J., & Weineland, S. M. (2014). *The diet trap: Feed your psychological needs and end the weight loss struggle using acceptance and commitment therapy.* Oakland, CA: New Harbinger Publications.

Sandoz, E. K., Wilson, K. G., & Dufrene, T. (2011). *The mindfulness and acceptance workbook for bulimia: A guide to breaking free from bulimia using acceptance and commitment therapy.* Oakland, CA: New Harbinger Publications.

慢性疼痛

Dahl, J., & Lundgren, T. (2006). *Living beyond your pain: Using acceptance and commitment therapy to ease chronic pain.* Oakland, CA: New Harbinger Publications.

创伤

Follette, V. M., & Pistorello, J. (2007). *Finding life beyond trauma: Using acceptance and commitment therapy to heal from post-traumatic stress and trauma-related problems.* Oakland, CA: New Harbinger Publications.

参考文献

Dailey, R. M., Crook, B., Glowacki, E., Prenger, E., & Winslow, A. A. (2016). Meeting weight management goals: The role of partner confirmation. *Health Communication, 31*(12), 1482–1494.

Follette, V., & Pistorello, J. (2007). *Finding life beyond trauma: Using acceptance and commitment therapy to heal from post-traumatic stress and trauma-related problems.* Oakland, CA: New Harbinger Publications.

Hayes, S. C. (2005). *Get out of your mind and into your life: The new acceptance and commitment therapy.* Oakland, CA: New Harbinger Publications.

Hayes, S. C., Pankey, J., Gifford, E. V., Batten, S., & Quiñones, R. (2002). Acceptance and commitment therapy in the treatment of experiential avoidance disorders. In T. Patterson (Ed.), *Comprehensive handbook of psychotherapy: Cognitive-behavioral approaches* (Vol. 2, pp. 319–351). New York, NY: Wiley.

Hayes, S. C., Strosahl, K. D., & Wilson, K. J. (1999). *Acceptance and commitment therapy: An experiential approach to behavioral change.* New York, NY: Guilford Press.

Hayes, S. C., Strosahl, K. D., & Wilson, K. J. (2011). *Acceptance and commitment therapy: The process and practice of mindful change* (2nd ed.). New York, NY: Guilford Press.

Kabat-Zinn, J. (1994). *Wherever you go, there you are.* New York, NY: Hyperion.

McHugh, L., & Stewart, I. (2012). *The self and perspective taking: Contributions and applications from modern behavioral science.* Oakland, CA: New Harbinger Publications.

Moran, D. J. (2015). Using the Mindful Action Plan to Accelerate Performance in the Workplace. Invited address at the Association for Contextual Behavior Science Southeat Conference in Lafayette, LA.

Strosahl, K., Robinson, P., & Gustavsson, T. (2012). *Brief interventions for radical change: Principles and practice of focused acceptance and commitment therapy.* Oakland, CA: New Harbinger Publications.

Torneke, N. (2010). *Learning RFT: An introduction to relational frame theory and its clinical application.* Oakland, CA: New Harbinger Publications.

Villatte, M., Villatte, J., & Hayes, S. C. (2015). *Mastering the clinical conversation: Language as intervention.* New York, NY: The Guilford Press.

Walser, R. D., & Westrup, D. (2007). *Acceptance and commitment therapy for the treatment of post-traumatic stress disorder and traumarelated problems: A practitioner's guide to using mindfulness and acceptance strategies.* Oakland, CA: New Harbinger Publications.

Westrup, D. (2014). *Advanced acceptance and commitment therapy: The experienced practitioner's guide to optimizing delivery.* Oakland, CA: New Harbinger Publications.